# 寻味本草

## XUNWEI BENCAO

叶陈娟　潘瑞　主编

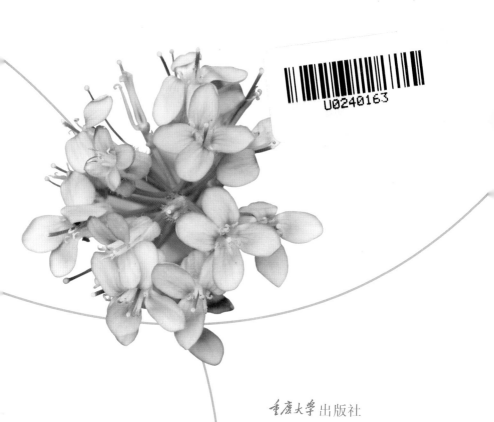

重庆大学出版社

## 内容提要

本书介绍了重庆阴条岭国家级自然保护区特色食药两用本草,书中共收集30余味食药野菜,将其分为甘、苦、辛、酸四篇,每味本草独立成一个科普小故事,分别介绍了食药本草的来源、别名、识别特征、产地与生境、功效、食用部位、食用方法以及相关趣味知识、故事。同时,书中还通过知识延展等,将一些中草药常识与读者分享。

书中看似平常熟悉的植物名字,里面可能有你不知道的趣味故事和硬知识。本书希望能通过一个个科普小故事,丰富大家对中药文化的认识,为中医药初学者阅读学习提供一定的帮助,为中小学生走进重庆阴条岭国家级自然保护区提供一条探寻途径。

**图书在版编目(CIP)数据**

寻味本草 / 叶陈娟,潘瑞主编 . —— 重庆:重庆大学出版社,2024.9

("秘境阴条岭"生物多样性丛书)

ISBN 978-7-5689-4546-2

Ⅰ.①寻… Ⅱ.①叶…②潘… Ⅲ.①本草—生物多样性—重庆—普及读物 Ⅳ.① R281.471.9-49

中国国家版本馆 CIP 数据核字(2024)第 112286 号

## 寻味本草

叶陈娟 潘 瑞 主编

策划编辑:袁文华

责任编辑:陈 力 版式设计:袁文华
责任校对:关德强 责任印制:赵 晟

重庆大学出版社出版发行
出版人:陈晓阳
社 址:重庆市沙坪坝区大学城西路21号
邮 编:401331
电 话:(023)88617190 88617185(中小学)
传 真:(023)88617186 88617166
网 址:http://www.cqup.com.cn
邮 箱:fxk@cqup.com.cn(营销中心)
全国新华书店经销
重庆亘鑫印务有限公司印刷

开本:889mm×1194mm 1/32 印张:6.375 字数:131千
2024年9月第1版 2024年9月第1次印刷
ISBN 978-7-5689-4546-2 定价:39.00 元

本书如有印刷、装订等质量问题,本社负责调换
版权所有,请勿擅自翻印和用本书
制作各类出版物及配套用书,违者必究

# - 编委会 -

主　任　杨志明

副主任　唐辉煌　郑昌兵　程大志　石兴江

主　编　叶陈娟　潘　瑞

副主编　郑昌兵　刘　翔　徐元江

参　编　危永胜　喻本霞　张植玮　刘　雪

　　　　张嘉仪　田雨露

主　审　瞿显友

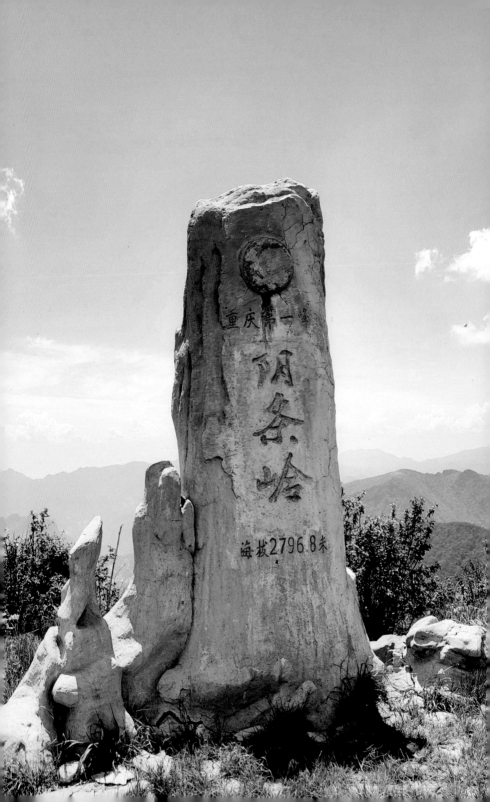

# - 丛书序 -

　　重庆阴条岭国家级自然保护区位于重庆市巫溪县东北部，地处渝、鄂两省交界处，是神农架原始森林的余脉，保存了较好的原始森林。主峰海拔2796.8米，为重庆第一高峰。阴条岭所在区域既是大巴山生物多样性优先保护区的核心区域，又是秦巴山地及大神农架生物多样性关键区的重要组成部分。其人迹罕至的地段保存着典型的中亚热带森林生态系统，具有很高的学术和保护价值。

　　近十多年来，我们一直持续地从事阴条岭的生物多样性资源本底调查，同步开展了部分生物类群专科专属的研究。通过这些年的专项调查和科学研究，积累了大量的原始资源和科普素材，具备了出版"秘境阴条岭"生物多样性丛书的条件。

　　"秘境阴条岭"生物多样性丛书原创书稿，由多个长期在阴条岭从事科学研究的专家团队撰写，分三个系列：图鉴系列、科学考察系列、科普读物系列，这些图书的原始素材全部来源于重庆阴条岭国家级自然保护区。

　　编写"秘境阴条岭"生物多样性丛书，是推动绿色发展，促进人与自然和谐共生的内在需要，更是贯彻落实习近平生态文明思想的具体体现。

　　"秘境阴条岭"生物多样性丛书中，图鉴系列以物种生态和形态照片为主，辅以文字描述，图文并茂地介绍物种，方便读者识别；科学考察系列以专著形式系统介绍专项科学考察取得的成果，包括物种组成尤其是发表的新属种、新记录以及区系地理、保护管理建议等；科普读物系列以图文并茂、通俗易懂的方式，从物种名称来历、生物习性、形态特征、经济价值、文化典故、生物多样性保护等方面讲述科普知识。

自然保护区的主要职责可归纳为六个字：科研、科普、保护。"秘境阴条岭"生物多样性丛书的出版来源于重庆阴条岭国家级自然保护区良好的自然生态，有了这个绿色本底才有了科研的基础，没有深度的科学研究也就没有科普的素材。此项工作的开展，将有利于进一步摸清阴条岭的生物多样性资源本底，从而更有针对性地实行保护。

"秘境阴条岭"生物多样性丛书的出版，将较好地向公众展示阴条岭的生物多样性，极大地发挥自然保护区的职能作用，不断提升资源保护和科研科普水平；同时，也将为全社会提供更为丰富的精神食粮，有助于启迪读者心灵、唤起其对美丽大自然的热爱和向往。

重庆阴条岭国家级自然保护区是中国物种多样性最丰富、最具代表性的保护区之一。保护这里良好的自然环境和丰富的自然资源，是我们的责任和使命。以丛书的方式形象生动地向公众展示科研成果和保护成效，将极大地满足人们对生物多样性知识的获得感，提高公众尊重自然、顺应自然、保护自然的意识。

自然保护区是自然界最具代表性的自然本底，是人类利用自然资源的参照系，是人类社会可持续发展的战略资源，是人类的自然精神家园。出版"秘境阴条岭"生物多样性丛书，是对自然保护区的尊重和爱护。

"秘境阴条岭"生物多样性丛书的出版，得到了重庆市林业局、西南大学、重庆师范大学、长江师范学院、重庆市中药研究院、重庆自然博物馆等单位的大力支持和帮助。在本丛书付梓之际，向所有提供支持、指导和帮助的单位和个人致以诚挚的谢意。

限于业务水平有限，疏漏和错误在所难免，敬请批评指正。

重庆阴条岭国家级自然保护区管理事务中心

杨志明

2023 年 5 月

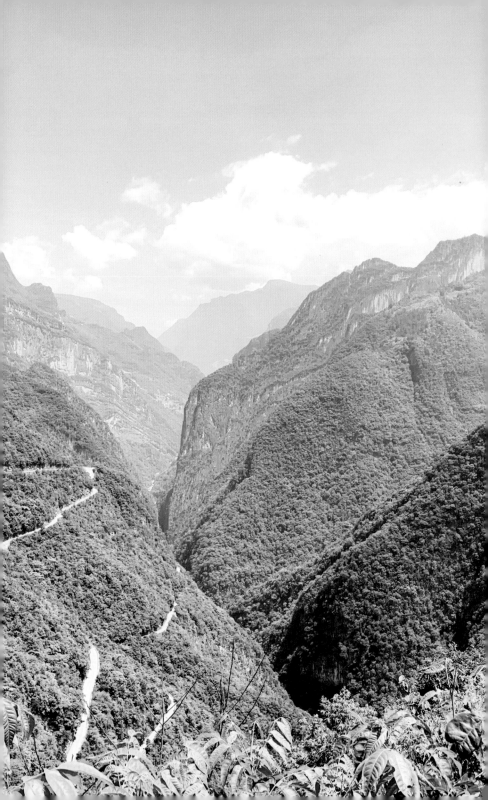

# - 前 言 -

　　重庆阴条岭自然保护区依秦望楚，既是神农架原始森林的延伸，也是重庆最高峰。丰富的自然资源使当地人民形成了独特的食药两用的野菜文化。野菜是大自然的恩赐，它不仅为人们提供了丰富的营养来源，还成为人们防治疾病的重要手段。味与功效之间存在客观的联系，中医"五味"是指酸、苦、甘、辛、咸。酸味能收能涩，入肝；苦味能泻能燥，入心；甘味能补能缓，入脾；辛味能散能行，入肺；咸味能软坚润下，入肾。本书以"五味"形式分列各篇章，让人们在品尝美味野蔬时，也能体会古人的健康智慧。世间百味，触动舌尖上的味蕾；四性五味，蕴含中医药的大智慧。无论辛甘酸苦咸，每一味食药本草都是大自然的馈赠。

　　《寻味本草》是一本介绍重庆阴条岭国家级自然保护区特色食药两用野菜的书籍，旨在帮助读者更好地认识野菜。本书共收集30余味食药野菜的故事，根据其"味"将其分为甘味篇、苦味篇、辛味篇、酸味篇，每一味本草独立成一个科普小故事，分别介绍了食药本草的来源、别名、识别特征、产地与生境、功效、食用部位、食用方法以及相关趣味知识、故事。同时，书中还通过知识延展等形式，将一些中药常识与读者分享。这些本草既包括人们耳熟能详的党参、百合、黄精等名贵食药材，也包括生活中常见的花椒、香椿、折耳根等，以及野味十足的"鸭脚板""神仙豆腐"等食材。此外，本书还特别介绍了许多具有重庆阴条岭国家级自然保护区特色的食药本草，如大叶碎米荠（当地称家乡菜）、大苞景天、"天蒜"、楤木等。

书中看似平常熟悉的植物名字，里面可能有你不知道的趣味故事和硬知识。希望能通过一个个科普小故事，丰富大家对中药文化的认识，为中医药初学者阅读学习提供一定的帮助，为中小学生走进大自然提供一条探寻途径。让我们跟随本书一起领略野菜的美味与健康之源，共同探索自然与生活的和谐共生之道。寻味本草，追随先辈的步伐，追寻大自然的气息，寻找林野间的健康与美味。

特别提醒：本书中的食药本草需要在有经验的人陪同下采摘，以防采到有毒植物；此外，由于体质差异，部分人可能会对野菜过敏，需要引起注意。

本书的编写得到了重庆阴条岭国家级自然保护区管理事务中心、重庆市中药研究院多位领导和同行的鼎力相助，在此特别感谢他们为本书的编写所付出的辛勤努力与宝贵时间。

鉴于编者水平所限，书中难免存在疏漏之处，敬请广大读者批评指正。

重庆市中药研究院

叶陈娟

2024 年 3 月

# - 目 录 -

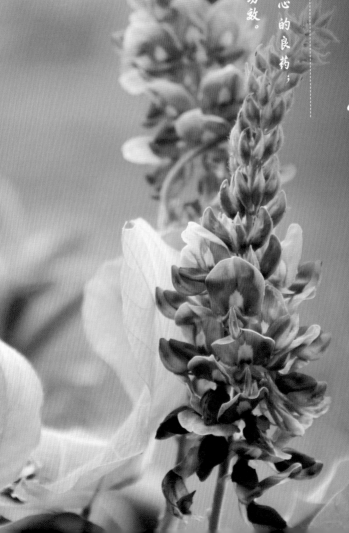

# 甘味篇

人间至味，也是治愈身心的良药；

甘味药具有补益、和中等功效。

# 绿野翡翠

## —碎米荠—

【来源】十字花科碎米荠属大叶碎米荠 *Cardamine macrophylla* Willd.

【别名】华中碎米荠、钝圆碎米荠、重齿碎米荠、多叶碎米荠

【识别特征】多年生草本，高 30 ～ 100 厘米。根状茎匍匐延伸，密被纤维状须根。茎较粗壮，圆柱形。茎生叶通常 4 ～ 5 枚，有叶柄，长 2.5 ～ 5 厘米。小叶 4 ～ 5 对，顶生小叶与侧生小叶的形状及大小相似，小叶椭圆形或卵状披针形。小叶上面毛少，下面散生短柔毛，有时两面均无毛。总状花序多花。长角果扁平，种子椭圆形，褐色。花期 5—6 月，果期 7—8 月。

【产地与生境】产于内蒙古、河北、山西、湖北、陕西、甘肃、青海、四川、贵州、云南、西藏等省区。生于海拔 1600 ～ 4200 米的山坡灌木林下、沟边、石隙、高山草坡水湿处。

【功效】利小便，止痛及治败血病。

【食用部位】嫩茎叶。

【食用方法】嫩苗和嫩叶洗净后可与肉同炒或做汤，开水稍焯（烫）后可凉拌，也可做馅。

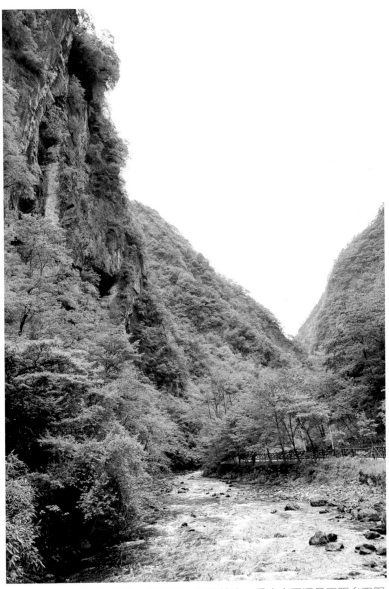

大叶碎米荠生境（拍摄者：张植玮，拍摄地点：重庆市巫溪县双阳乡双阳村青龙潭附近）

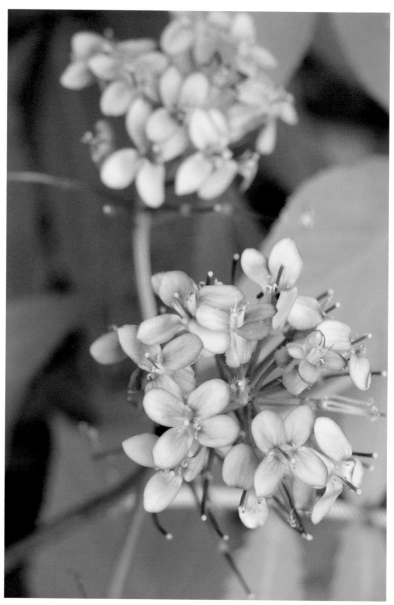

大叶碎米荠

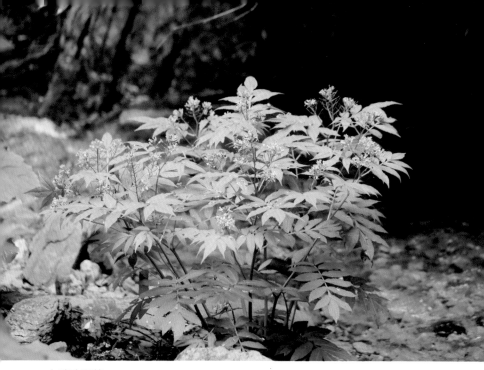

大叶碎米荠

　　大叶碎米荠在每年春季的温暖阳光下开始苏醒,夏季和秋季为其盛放期。这时,其嫩茎叶和幼苗翠绿欲滴,最适合采摘。为了确保食品安全和卫生,采摘前最好对当地的生态环境和土壤状况有所了解。无污染的山谷灌丛、沟边、溪边、石隙及草坡阴湿处是大叶碎米荠生长的乐园。这些地方不仅提供了它生长所需的养分,也保证了它的纯净与无污染。寻找并采摘这种大叶碎米荠,不仅是一种对大自然的享受,也是一种对健康的投资。

　　大叶碎米荠这种绿色的山野菜,一直以来深受人们的喜爱。在阴条岭地区被亲切地称为"家乡菜"。人们常常将它洗净、晒干后,做成咸菜或者干菜食用。它不仅是一种天然的无公害绿色食品,还

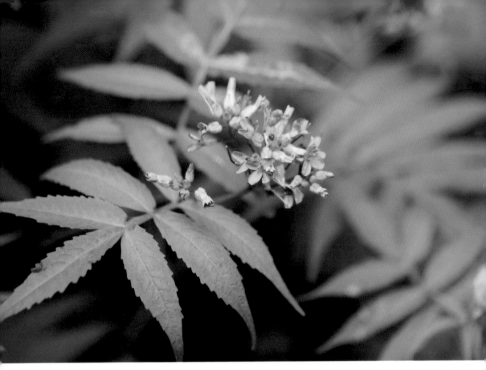

大叶碎米荠

具有极高的营养价值。其质地鲜嫩，口感滑润，营养丰富，富含丰富的蛋白质、脂肪、膳食纤维、矿物质和多种维生素等营养成分。经过相关检测，其重金属含量远低于国家限量指标。大叶碎米荠的食用方法多种多样，包括炒食、凉拌、做汤、煮粥、做馅或腌制成咸菜等。每一种烹饪方式都能将其独特的风味展现得淋漓尽致，让人回味无穷。无论是作为主食还是配菜，大叶碎米荠不仅能给人们带来新鲜的美食享受，还能满足人体对健康营养的需求。

大叶碎米荠还具有独特的药用价值。据《中华本草》和《全国中草药汇编》记载，大叶碎米荠的全草可以入药，可以通过煎汤或炖肉等方式服用。主要功效包括健脾、利水、消肿、凉血止血等，对于虚劳内伤、头晕、体倦乏力、脾虚、水肿、小便不利、白带崩漏、尿血等病症有很好的疗效。

大叶碎米荠植株苗壮，花色丰富，花期持久，易于形成较好的观赏效果。作为观赏花卉，它以其自然之美给人们带来了全新的视觉享受。因此，充分发掘和利用大叶碎米荠这一宝贵的野生花卉资源，不仅可以扩大和丰富园林观赏花卉的种类，还能推动花卉育种工作的深入发展，为花卉产业注入新的活力。

**知识延展**

大叶碎米荠中含有的异硫氰酸盐成分，是一种具有防癌抗癌作用的有机硫化合物。同属植物种类多，其中有些有观赏价值，如紫花碎米荠；有些的嫩苗可以食用，如大叶碎米荠、华中碎米荠；有的种子可以榨油，如弹裂碎米荠，含油率为36%。

# 补益山珍

## — 楤木 —

【来源】五加科楤木属楤木 *Aralia elata*（Miq.）Seem.

【别名】刺老苞、雀不踏、鸟不宿、飞天蜈蚣、刺嫩芽、通刺

【识别特征】有刺灌木或小乔木。小枝被黄棕色绒毛，疏生短刺。二回或三回羽状复叶。羽片有小叶 5 ~ 11 片，基部另有小叶 1 对。小叶卵形、宽卵形或长卵形，具锯齿，有毛。圆锥花序，花白色。果实黑色。花期7—9 月，果期 9—12 月。

【产地与生境】分布广泛，华北、华中、华东、华南和西南均有分布，生于海拔 2700 米以下森林、灌丛或林缘路边。

【功效】叶利水消肿，解毒止痢。根或根皮祛风利湿，活血通经，解毒散结。

【食用部位】嫩芽。

【食用方法】嫩芽洗净，沸水焯烫 1 ~ 2 分钟，再用清水浸泡，可炒食、做汤、做馅或盐渍食用。

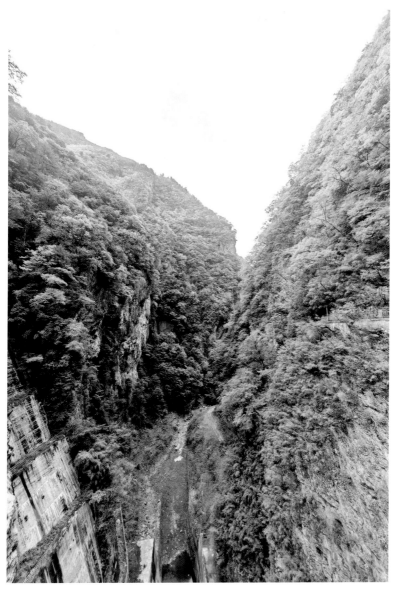

楤木生境（拍摄者：张植玮，拍摄地点：重庆市巫溪县双阳乡双阳乡红旗大坝）

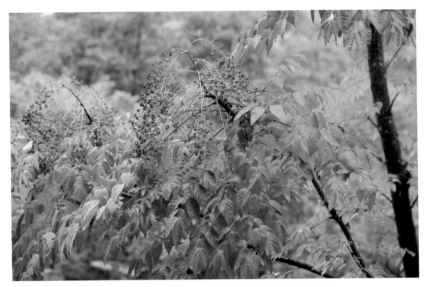

楤木

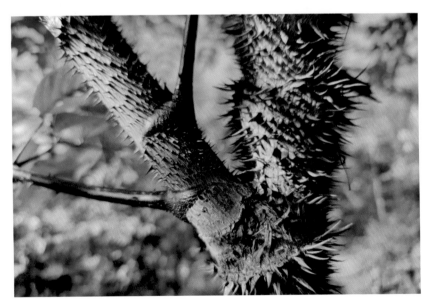

楤木树干被短刺

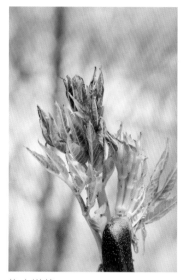
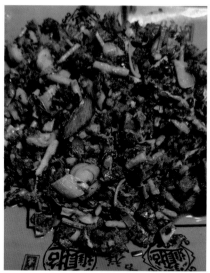

楤木嫩芽　　　　　　　　楤木炒渣海椒

　　在阴条岭国家级自然保护区境林中有一种特别的植物，它全身上下长满倒刺，高 2～5 米。这种看起来拒人于千里之外的植物，在当地被称作"鸟不站"，以形容楤木遍布刺，连鸟都不敢踏在上面。但其嫩芽却是上等的野菜——刺老苞，有"山野菜之王"的美誉，其味清嫩醇厚，野味浓郁。

　　楤木是中国传统的食药两用山野菜，营养价值和保健功能极高，可用于治疗风湿性关节炎和糖尿病等多种疾病。其美味古人早有品尝，《本草拾遗》有云："楤木生江南山谷，高丈余，直上无枝，茎上有刺，山人折取头茹食之。一名吻头。"《本草纲目》又载："今山中亦有之，树顶丛生叶，山人采食，谓之鹊不踏，以其多刺

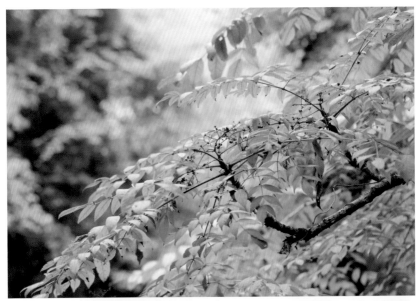

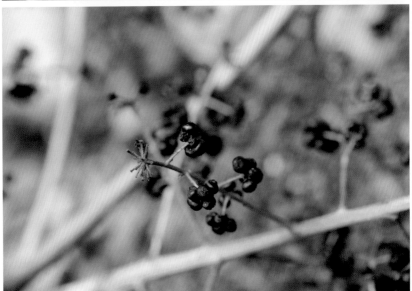

湖北楤木

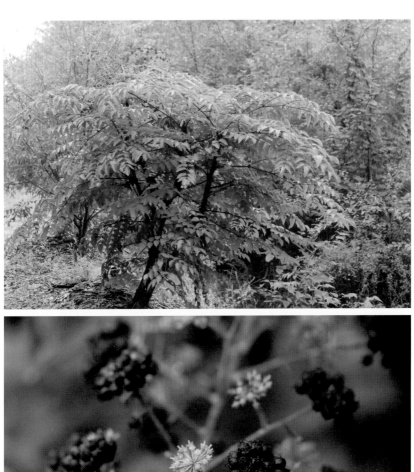

棘茎楤木

而无枝故也。"以上形态描述与楤木相近，除楤木外可能还包括楤木属多种植物。如今，楤木嫩芽是现代餐桌上难得的天然绿色食品，甚至被视为高档蔬菜，是出口创汇的主要野菜之一。

楤木（嫩芽）主要有炒食、煮食两种食用方式。在巫溪，当地人将新鲜采摘的嫩芽用清水漂洗后，配以当地特色的渣海椒加土猪腊肉炒食，味道独特，是款待宾客的佳肴；也可以凉拌、煮汤、煎蛋以及与刺老苞炒肉等。

现代研究认为，楤木对人体具有兴奋和强壮作用，对于急慢性炎症、神经衰弱有较好的疗效，具有消炎、镇静、利尿、强心、活血止痛、祛风除湿、补气安神、强精滋肾之功效。

**知识延展**

楤木的茎及茎皮、叶、花、根均入药用。在阴条岭国家级自然保护区境内调查到的楤木属植物有棘茎楤木、楤木、湖北楤木等，民间都在采摘食用。孕妇慎服。

# 润肺滋阴

## — 天门冬 —

【来源】天门冬科天门冬属天门冬 *Asparagus cochinchinensis*（Lour.）Merr.

【别名】天冬、三百棒、丝冬、老虎尾巴根、天棘、万岁藤

【识别特征】多年生攀援植物。根在中部或近末端成纺锤状膨大。茎平滑分枝具棱或狭翅。叶状枝通常每3枚成簇，扁平或由于中脉龙骨状而略呈锐三棱形，稍镰刀状，长0.5～8厘米，宽1～2毫米；花通常每2朵腋生，淡绿色；花梗长2～6毫米，关节一般位于中部，有时位置有变化；雄花花被长2.5～3毫米；花丝不贴生于花被片上；雌花大小和雄花相似。浆果直径6～7毫米，熟时红色，有1颗种子。花期5—6月，果期8—10月。

【产地与生境】从河北、山西、陕西、甘肃等省区南部至华东、中南、西南各省区都有分布。

【功效】养阴润燥，清肺生津。用于肺燥干咳，顿咳痰黏，腰膝酸痛，骨蒸潮热，内热消渴，热病津伤，咽干口渴，肠燥便秘。

【食用部位】块根。

【食用方法】将根烫煮，去皮；可直接炖鸡食用；用糖腌制可制作蜜饯；加茶煮水，加入适量红糖可制天门冬茶；将天门冬捣烂，加入适量的水熬至黏稠后加入蜂蜜适量收膏，可制作天门冬膏。选用味甜而不苦的品种口感更佳。

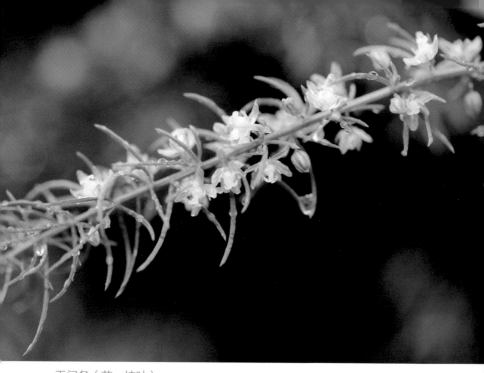

天门冬（花、枝叶）

　　如果在路边看到一丛平淡无奇的草，它枝条纤长有刺，地下会长出像"小红薯"的块根，那就是天门冬。阴条岭国家级自然保护区的村民称其为"儿多母苦"，形容地上藤细茎叶小、羸弱不支，而地下"儿子"（块根）却多达20根及以上，有的重达几十斤甚至上百斤。这种植物正名为天门冬，药材称天冬。天门冬的"叶"呈长椭圆形或披针形，这里的叶其实是叶状枝，其叶片退化。

　　天门冬是一种具有悠久历史的中药，《神农本草经》描述为"味苦、平，无毒，主诸暴风湿偏痹，强骨髓；久服轻身、益气延年。"天门冬被列为上品。宋代朱熹非常喜欢天门冬，他的窗前就种植了许多天门冬，一天雨后，看到窗外的天门冬枝叶优美，有种清新脱

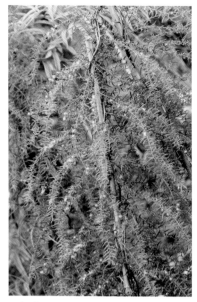
天门冬

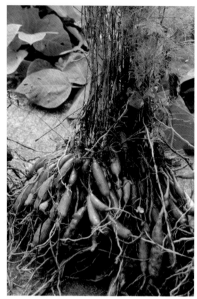
天门冬（块根）

俗的感觉，于是便有感而发写下一诗："高萝引蔓长，插援垂碧丝。西窗夜来雨，无人领幽姿。"

天门冬和麦冬颇有渊源，已是国家非处方药的二冬膏便是最好证明。二冬膏主治阴肺不足引起的燥咳痰少、痰中带血、鼻干咽痛等症。

天门冬酒是具有历史的名酒，且与重庆有关。苏轼在《庚辰岁正月十二日天门冬熟酒予自漉之且漉且》写道："天门冬熟新年喜，曲米春香并舍闻。"意思是天门冬成熟采收时正是快过新年了，用曲米春制作的天门冬酒四处飘香。其中"曲米春"就是现在重庆奉节一带做的酒，有唐代杜甫《拨闷》诗为证："闻道云安曲米春，才倾一盏即醺人。"明代苏仲在《边太守张筵厚款诗以代谢》中也写道："茶烹古鼎团龙焙，酒饮云安曲米春。"古代云安即现重庆奉节一带，可见曲米春酒在历史上知名度很高，甚至成为文人雅士喜爱的酒品，可惜现在不见其踪迹。用曲米春制作的天门冬酒就更加珍贵了，故有"且尽今宵，天门冬酒，后夜思量无此杯"（清代樊增祥）之语，饮完今宵天门冬酒，以后想喝都难了。

天门冬因其富含氨基酸，特别是谷氨酸与天门冬氨酸含量非常高，谷氨酸鲜味明显而天门冬氨酸味微苦，两种氨基酸的搭配赋予了天门冬独有的鲜味。同时，天门冬更是一种传统的滋补食品，通常用来炖鸡、泡酒、制作蜜饯等。如人们喜爱的天门冬炖鸡汤，同时加入枸杞和鸡肉，不仅鸡肉味道鲜美，汤鲜回甘，还能起到润肠通便作用；天门冬也可做成蜜饯，色泽晶莹透亮，口感甜而不燥，润而不腻。

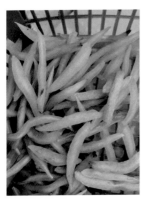
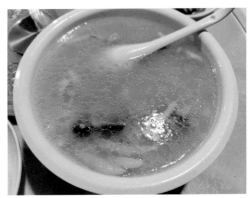

天门冬（药材）　　　天门冬炖土鸡汤

天门冬具有养阴润燥、清肺生津的作用，是一味君药，滋阴润燥细无声，甜中带苦济苍生。天门冬是一种美味，食味本应归本真，清汤若水最鲜美。天门冬是一种人生，不为浮华逐利益，淡泊名利行致远。

品味天门冬，便是品味这世间万物的本真！

**知识延展**

天门冬虽好，但其性寒，体寒之人不可过量食用。无良商家常用羊齿天门冬的块根冒充天门冬入药，羊齿天门冬味苦麻，从地上植物来看，天门冬叶状枝呈三棱状条形，羊齿天门冬呈镰刀形，需注意分辨。

# 皎瓣如玉

## — 百合 —

【来源】百合科百合属百合 *Lilium brownii* var. *viridulum* Baker

【别名】大百合、龙牙百合、甜百合、食用百合

【识别特征】多年生草本，鳞茎球形；鳞片披针形，无节，白色。茎高0.7～2米，有的有紫色条纹。叶散生，披针形、窄披针形至条形，全缘，两面无毛。花单生或几朵排成近伞形；苞片披针形；花喇叭形，有香气，乳白色，外面稍带紫色，无斑点；雄蕊向上弯，花丝长10～13厘米，中部以下密被柔毛，少有具稀疏的毛或无毛；花药长椭圆形；子房圆柱形，柱头3裂；蒴果矩圆形，有棱，具多数种子。花期5—6月，果期9—10月。

【产地与生境】产于广东、广西、湖南、湖北、江西、安徽、福建、浙江、四川、云南、贵州、陕西、甘肃和河南。生于山坡、灌木林下、路边、溪旁或石缝中。海拔（100～）600～2150米。

【功效】甘，寒。归心、肺经。养阴润肺，清心安神。用于阴虚燥咳，劳嗽咳血，虚烦惊悸，失眠多梦，精神恍惚。

【食用部位】鳞茎。

【食用方法】鳞茎含丰富淀粉，可食也作药用。一般用来煮粥、炖汤，或者炒食，6～12克。

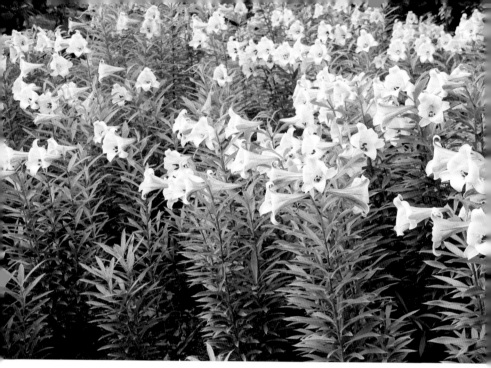

百合（种植百合）

　　百合是一个美丽而形象的名字，百片鳞片相叠聚合，这不就是"百合"。百合的花语寓含着纯洁、热烈的爱意和永恒的幸福，具有"百年好合"的美好寓意，故成为爱的信使。

　　有一个关于百合的故事：有一群海盗以打劫东海附近的渔民为生，某次他们抢劫了一个渔村，并将妇女和孩子带到了一座孤岛。当海盗离开后，妇女和孩子便开始在岛上寻找食物，发现了一种根部像大蒜头的野草，煮熟后不仅非常好吃，还具有治疗疾病的效果。第二年，采药者偶然来到了孤岛，在了解了事情的经过后，便将妇女和孩子接回陆地，并带回了这种野草。采药人发现它具有润肺止咳、清心安神的功效，于是将其用作药材。因为渔村遇难人数合计百人，

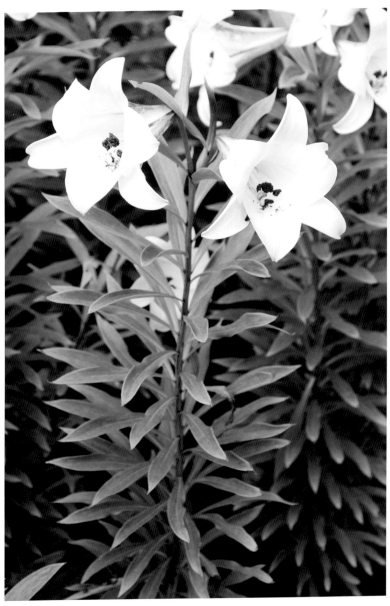

百合

所以将其取名为"百合"。

百合花素雅芳香,其鳞茎洁白如玉,因此自古以来就深受文人雅士的喜爱。宋代诗人陆游曾写诗表达了他对百合花的喜爱之情,诗中写道:"更乞两丛香百合,老翁七十尚童心。"宋代诗人陈岩也曾为百合花赋诗一首:"几许山花照夕阳,不栽不植自芬芳,林梢一点风微起,吹作人间百合香。"这些诗句表达了人们对百合花美丽与芳香的赞美。清乾隆皇帝也对百合情有独钟,他在诗中写道:"接叶开花玉瓣长,云根百叠可为粮。"这些诗句表达了他对百合花美丽与高贵气质的赞美。百合花不仅花大而美丽,是作鲜切花的理想材料,其花香味芬芳,还可为人们带来愉悦的心情。

百合不仅可食用,更可入药。百合归心、肺两经,能止咳、养阴润肺、清心安神。百合一般可生用或炮制后使用。生用以清心安神力胜,常用于清热、精神恍惚、失眠多梦等,如百合地黄汤。若增强润肺止咳的功效,一般以蜜制为蜜百合,如百合固金汤。现有研究表明,百合含有淀粉、蛋白质、氨基酸等多种营养成分及总磷脂、多糖、粗纤维、酚类、挥发油、皂苷等多种对人体有益的活性成分,药理研究则表明百合具有抗癌、抗氧化、抗衰老、免疫调节、降血糖、止咳祛痰平喘、抗过敏等功能。

百合不仅是一剂良药,还是一种美食!

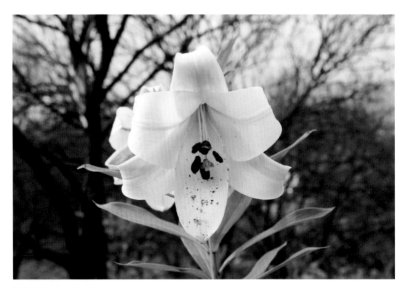

百合

百合品类繁多，食用时应注意辨别。市面上可购到的鲜百合有三种，一种大百合，瓣大，鲜食带点微甘；一种卷丹百合，瓣多，食起来带苦，多地种植，产量大；一种兰州百合（俗称甜百合）不入药只作蔬菜食用。此外，百合性寒，体寒之人不可过量食用。

# 仙人余粮

## — 黄精 —

【来源】百合科黄精属多花黄精 *Polygonatum cyrtonema* Hua

【别名】姜状黄精，老虎姜

【识别特征】根状茎肥厚，通常连珠状或结节成块，少有近圆柱形，直径 1 ~ 2 厘米。茎高 50 ~ 100 厘米。叶互生，椭圆形、卵状披针形至矩圆状披针形，少有稍作镰状弯曲。花序具（1 ~ ）2 ~ 7（~ 14）花；苞片微小，位于花梗中部以下，或不存在；花被黄绿色；浆果黑色，直径约 1 厘米，具 3 ~ 9 颗种子。花期 5—6 月，果期 8—10 月。

【产地与生境】产于四川、贵州、湖南、湖北、河南（南部和西部）、江西、安徽、江苏（南部）、浙江、福建、广东（中部和北部）、广西（北部）。生于林下、灌丛或山坡阴处，海拔 500 ~ 2100 米。

【功效】甘，平；归脾、肺、肾经；补气养阴，健脾，润肺，益肾。用于脾胃气虚，体倦乏力，胃阴不足，口干食少，肺虚燥咳，劳嗽咳血，精血不足，腰膝酸软，须发早白，内热消渴。

【食用部位】根茎。

【食用方法】鲜品直接炖汤，经过九制后黄精效果更好，可直接食用与煮茶。

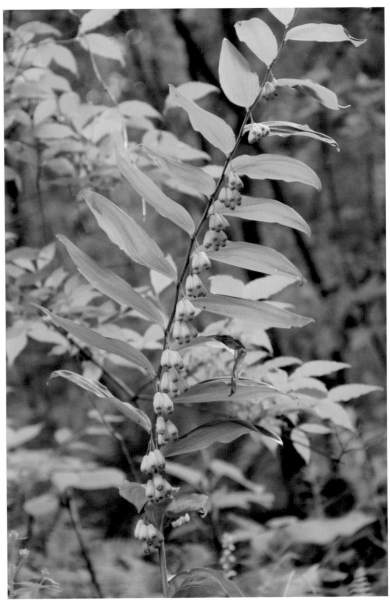

多花黄精

你是否听说过"仙人余粮"这个名字？这是一种有着悠久历史和充满传奇色彩的药用植物——黄精。

黄精，从神农尝百草时期开始，便被认定为既可饱腹又可滋补身体的药材，这从它的别名中就可窥见一二，比如"地精""仙人余粮"等。黄精之名，源于李时珍的《本草纲目》："仙家以为芝草之类，以其得坤土之精粹，故谓之黄精。"说的是古代的一些修仙人士把它称为仙草，认为它吸收了天地的精华，所以称为"黄精"。

那么，黄精到底有什么特别之处呢？

首先，黄精功效好，具有滋补强壮、益气养阴、健脾润肺、益肾等功效，对于身体虚弱、脾胃气虚、内热消渴、腰膝酸软、须发早白等症有很好的疗效。对黄精的乌发功效，宋代诗人陆游就有诗云："黄精扫白发，面有孺子颜。"

其次，黄精疗效广，既可以用于治疗多种疾病，也可以作为保健品使用。例如，黄精可以用于治疗脾胃不和、肺燥咳嗽、肾虚腰膝酸软等症，还可以用于辅助治疗糖尿病、贫血等慢性疾病。此外，黄精还可以提高人体免疫力、延缓衰老、提高记忆力等。

最后，黄精味道好，除作药用外，还是一种非常美味健康的食品。黄精营养丰富，因其碳水化合物含量较高，可以作为充饥之物，从而印证了仙人余粮的说法。

黄精食用方法众多，比如常见的黄精炖鸡汤、制黄精茶、九制

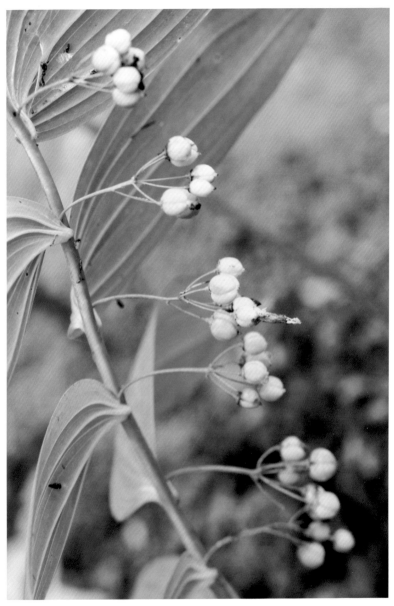

多花黄精

黄精干、芝麻黄精丸等。每一样都是别样口感，让人记忆犹新。黄精炖鸡汤，汤味甘中带鲜，黄精粉糯香带甜，味微苦。制黄精茶，茶色深红褐色，细嗅之后才发觉一丝中药材的特殊芳香，入口棉柔甘甜，在舌尖和喉咙产生强烈的滋润感。九制黄精干在加工过程中苦味消失，口感更好，质地柔软油润，味道甘甜软糯，咬一口微黏牙。

如果要说黄精是一味药，不如说它更像是一味美食！

**知识延展**

滇黄精（*Polygonatum kingianum* Collett & Hemsl.，习称大黄精）。黄精（*Polygonatum sibiricum* Red.，习称鸡头黄精）也作黄精食用。黄精虽好也不可过量食用，此外，存在黄精过敏史者谨慎食用。

# "狮子盘头"

## — 党参 —

【来源】桔梗科党参属川党参 *Codonopsis tangshen* Oliv.

【别名】狮头参、大宁党、板党、庙党、川党

【识别特征】多年生草质藤本植物。党参的根部呈圆锥状，表面灰黄色，有环纹，根的头部有凸起的茎痕和芽，习称"狮子盘头"，从中部开始有分枝；根茎光滑，数量较多，且缠绕在一起；叶的下端心形，边缘锯齿形；花为淡黄绿色，有污紫色斑点；果实下半部分为半球形，上半部分为短圆锥形，花期7—8月，果期8—9月。

【产地与生境】产于重庆、贵州北部、湖北西部及陕西南部等地，重庆主产于巫溪、巫山、奉节等地。生于海拔900～2300米的山地林边及灌丛中。现有大量栽培。

【功效】补中，益气，生津。

【食用部位】根。

【食用方法】炖汤。做茶制酒，用开水冲泡便是党参茶；将党参放入白酒，便是党参酒。

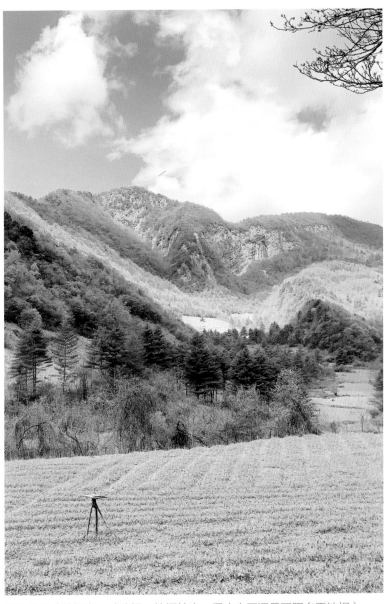

党参生境（拍摄者：叶陈娟，拍摄地点：重庆市巫溪县双阳乡天池坝）

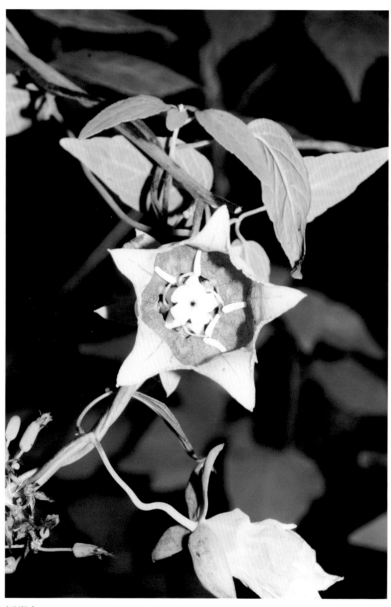

川党参

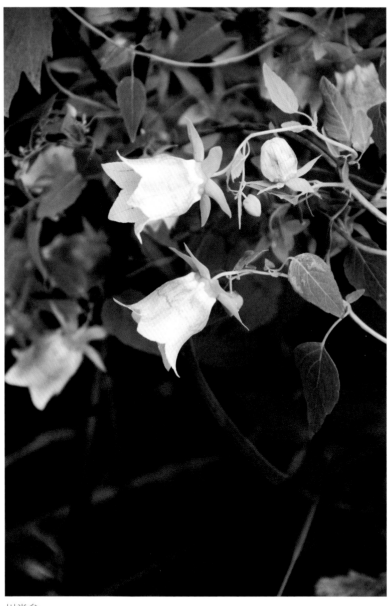

川党参

阴条岭国家级自然保护区内药材有"三宝"：太白贝母、独活和川党参。其中川党参在重庆巫溪栽培历史长，巫溪最早建成了川党参规范化示范基地。清代《大宁县志》载："药之属，党参以狮子头、菊花心为上品，产鞋底山、关口山及林樟垭等处。"重庆巫溪至今尚存清雍正年间的完好石碑，石刻谓之曰："山之高，水之冷，五谷不长，唯产党参。"川党参独具"味甘气浓、皮肉紧凑、嚼之渣少、滋补力强"的鲜明特色，产于重庆巫溪的药材习称"大宁党"，产于重庆巫山庙宇的药材称"庙党"。

"狮头菊心"是对川党参外观性状的形象描述。"狮头"意指"狮子盘头"，指川党参的根茎部由于上部藤茎枯萎脱落而留下疣状突起，密集排列犹如狮子头一般，从而呈现出川党参独特的形态特征。清代《本草从新》对党参有记载："根有狮子盘头者真，硬纹者伪也。"历史以"狮子盘头"为党参正品特点。"菊心"指川党参横切面可以看到黄色如"菊花"般的纹理，"狮头菊心"是川党参药材鉴别特征。

现行版《中国药典》收载正品党参有党参、素花党参（条党）和川党参。那川党参与其他党参又有什么区别？川党参概括起来是"狮头菊心，皱皮紧肉"，"皱皮"是指干燥后的川党参有明显的不规律的纵沟，"紧肉"是指断面裂隙相对其他药材较少，这也与川党参的特殊加工有着密切关系。川党参的传统加工有"七搓八板"的加工工艺，经过适宜的温度把党参晒软后，去掉残留泥土，然后

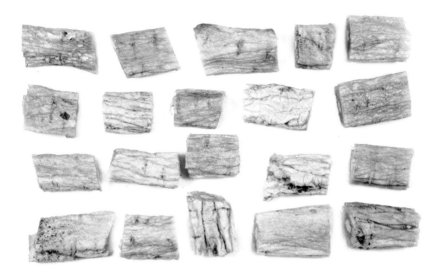

川党参药材

反复揉搓，后晒，再扳，再搓，循环往复七八次，使党参表面形成鸡皮皱，药材柔软，促进有效成分转化，形成以参气浓烈、肉实体软、甜味醇厚、嚼之化渣的特点。而未经"七搓八板"的川党参，民间称柴党，体硬味淡，不堪入药。

党参是一味常用的补益药。味甘、性平，健脾益肺，养血生津。用于脾肺气虚，食少倦怠，咳嗽虚喘，气血不足，面色萎黄，心悸气短，津伤口渴，内热消渴。现代研究发现，川党参主含多糖、酚类、甾醇、挥发油、黄芩素葡萄糖苷、皂苷及微量生物碱等多种成分。川党参所含的多糖，是党参能增加人体机体免疫力、抗衰老、降血糖的主要活性成分。常服党参有健步轻身、延年益寿之效。现代药理学研究证实，党参具有抗氧化、抗疲劳等作用，对心血管系统也有一定的保护作用。此外，党参还具有促进消化吸收、调节胃肠道功能，保护胃肠道黏膜及抗溃疡、促进造血机能、调节血糖等功效。

党参是极佳的食材，口感醇厚、营养丰富，被广泛应用于各种药膳和美食中。日常食用方式有党参煲汤、党参茶、党参酒、党参膏、党参粥等。川党参药材多被广东、香港等地采购，用于日常煲汤，并出口东南亚一带。

川党参，不仅能促进健康之功效，也是乡村增收的希望。

**知识延展**

党参虽然具有较好的药效，但并不是所有人都适合食用：首先，病证属实者、发热病患者应忌用。其次，正气虚弱、邪气较盛时，不宜单独应用党参，应与其他祛邪药物联用。最后，在食用党参期间要注意饮食清淡，避免食用辛辣、油腻等食物。此外，如果对党参过敏的人应避免食用。

# 养血圣品

## — 当归 —

科普小档案

【**来源**】伞形科当归属当归 *Angelica sinensis*（Oliv.）Diels

【**别名**】秦归（甘肃、四川）、云归（云南）

【**识别特征**】根圆柱状，分枝，黄棕色；茎直立，绿白色或带紫色，有纵深沟纹；叶羽状分裂，紫色或绿色，卵形；花白色，花柄密被细柔毛，花瓣长卵形，花柱基圆锥形，花期 6—7 月。果实椭圆至卵形，翅边缘淡紫色，果期 7—9 月。

【**产地与生境**】主产于甘肃东南部，以岷县产量多、质量好，其次为云南、四川、陕西、湖北等省，均为栽培，有些省区也已引种栽培。

【**功效**】补血，活血，调经止痛，润燥滑肠。

【**食用部位**】根。

【**食用方法**】根茎炖汤、煮粥、泡茶、蒸煮。

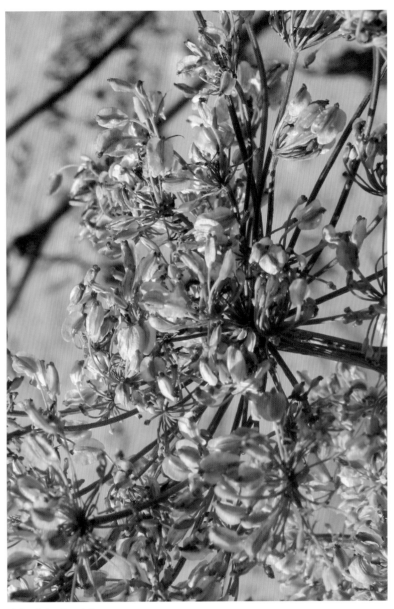

当归（伞形果序）

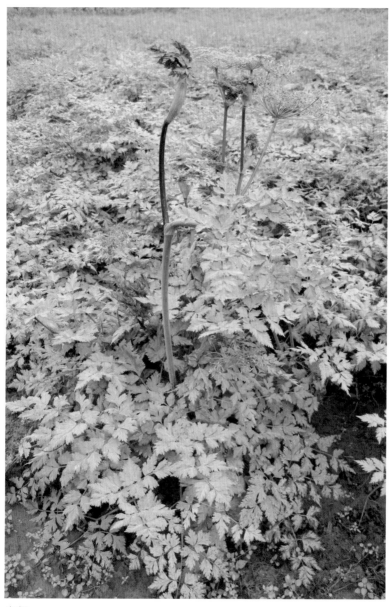

当归

冬至，重庆有喝羊肉汤的习俗。做羊肉汤很有讲究，既要做到不膻还要补益，其中少不了一味重要伴侣——当归。当归选材要求以生态种植的为佳，如阴条岭国家级自然保护区等高海拔地区生态种植的当归，味香醇厚纯正，药效更好。与羊肉一起炖后，更能提高羊肉的鲜味。

羊肉汤全称为当归生姜羊肉汤，是一剂具有 2000 多年历史的中医名方，由汉代名医张仲景所创。方中只有羊肉、生姜、当归三味。其中，羊肉因性质温热，能温中补虚；当归是中医常用的补血药，性质偏温，有活血、养血和补血的功效；生姜既是厨房不可缺少的调料，去除羊膻味，又可温中散寒、发汗解表。当归生姜羊肉汤可用于主治寒性的疝气、腹痛、两胁疼痛等，也可用于产后的调理，适用于女性气血虚弱、阳虚失温所导致的腹部凉痛、血虚乳少、恶露不止等。作为药膳，当归生姜羊肉汤特别适用于体质虚寒的人日常食用。对于怕冷的贫血患者、年老体虚的慢性支气管炎患者，以及由于慢性腹泻引起营养不良者，此汤均可作为辅助调理的药膳。

当归鸡汤也是一道深受人们喜爱的滋补药膳，其活血化瘀、补血养颜的功效，让人在享受美味的同时也能感受到它对健康的悉心呵护。此外，当归还可以与其他食材搭配，如猪肝、猪脚、鱼等，可提高食材的营养价值，让人体更好地吸收和利用。这些组合既满足了味蕾的享受，又兼顾了营养的摄取，是美食与健康的完美结合。

当归含有的多种药效成分，如黄酮类物质、苯丙素类物质和多

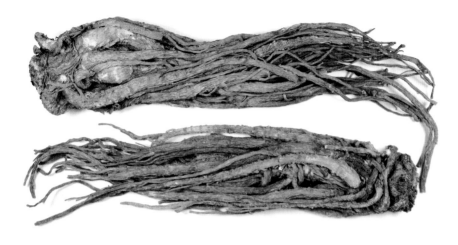

当归药材

种活性成分，在人体内发挥着重要的作用，既能促进血液循环、抗炎、抗氧化、抗肿瘤、免疫调节等，还能有效抵抗自由基的侵害，延缓衰老。

当归中含有的阿魏酸、挥发油等活性成分，具有活血化瘀、调经止痛、润肠通便等功效，对于维持身体机能的正常运转具有重要意义，使人们在享受美食的同时，也能感受到健康与活力。

当归具有调血补血的功效，被认为是妇科第一要药，人称"血中圣药"。同时也有远行人不忘家中妻儿，早早归来之意——"鸡鸣人当行，犬鸣人当归"（宋代陈师道《田家》）。

此外，当归也代表了一份思念，一份牵挂，一份健康。

当归性温，服用过多会导致身体出现口干舌燥、流鼻血、喉咙疼痛等症状。因此，在食用当归时要适量，避免过量。

当归具有活血化瘀的作用，因此孕妇不宜食用，以免导致流产。当归不能与萝卜、绿豆等具有下气作用的食物一起食用，从而影响当归的药效。

# 醒酒解热

## — 葛 —

【来源】豆科葛属葛 *Pueraria montana* var. *lobata*（Willdenow）Maesen & S. M.

【别名】葛条，甘葛，葛藤，粉葛，山葛藤

【识别特征】多年生草质藤本植物，根较粗，嫩白色，有须毛，表面光滑。叶子较小，深绿色，成熟时退落，呈椭圆形。花朵较小，呈蝴蝶状，表面有小绒毛，淡紫色。种子呈圆球形，黑褐色，外皮较硬。花期4—8月，果期8—10月。

【产地与生境】除新疆、青海及西藏外，分布几遍全国。多生长于海拔1700米以下温暖、潮湿的坡地、沟谷、向阳矮小灌木丛、山地疏或密林中。东南亚至澳大利亚也有分布。

【功效】解肌退热，透疹，生津止渴，升阳止泻，通经活络，解酒毒。

【食用部位】根、花。

【食用方法】葛粉由葛根提取制作而成，沸水冲服；葛花泡茶饮。

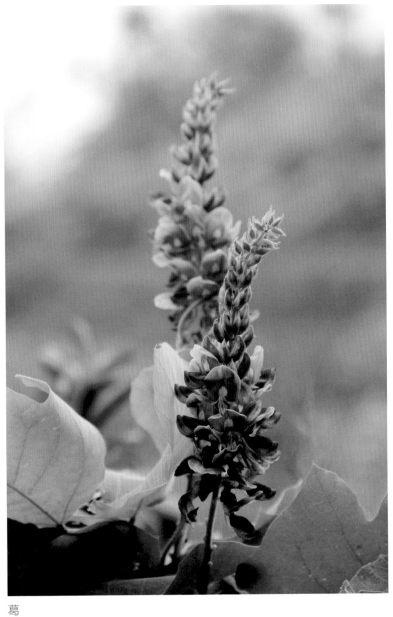

葛

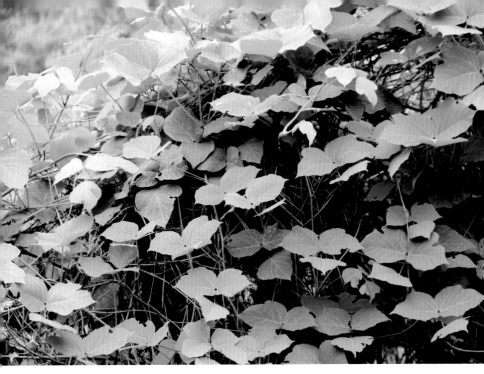

葛

　　《诗经·国风·周南》中有记载："葛之覃兮，施于中谷，维叶萋萋。黄鸟于飞，集于灌木，其鸣喈喈。葛之覃兮，施于中谷，维叶莫莫。是刈是濩，为絺为绤，服之无斁。"大意是长长的葛草蔓延开来，遍布整个山谷郊野，藤叶繁盛而茂密。黄莺不时飞来飞去，又降落栖息在灌木林中，鸣叫的声音婉转动听。长长的葛草蔓延开来，遍布整个山谷郊野，藤叶繁盛而茂密。收割了葛草然后蒸煮，织成粗细不同的葛布，穿在身上从不厌倦。本段描绘了山野唯美景色，收葛织衣的场景。

　　"彼采葛兮，一日不见，如三月兮。"——《诗经·采葛》以男女的思念一日不见，如三个月的葛藤一般繁茂密布。

葛拥有悠久的种植、食用和药用历史。《神农本草经》记载:"葛根,性味甘平。主消渴,身大热,呕吐,诸痹,起阴气,解诸毒。"现代研究表明,葛根富含淀粉、蛋白质、粗脂肪、氨基酸及铁、钙、铜、硒等矿物质。葛含有以葛根素为主的异黄酮、三萜类植物、香豆素和葛根苷、生物碱等化合物,这些物质对人体的健康具有多重功效:可以调节血液循环,降低心肌耗氧,是一种较为常见的心肌保护物质;具有解痉止痛的作用,对高血压、头晕头痛、冠心病、心绞痛、神经性头痛等疾病具有显著的防治效果;对糖尿病并发症也有一定的防治作用。

异黄酮,作为葛根中的一种重要成分,被证实具有明显的类雌激素作用。这使得葛根在女性美容、预防更年期综合征、降低胆固醇、预防动脉硬化等方面表现出显著的效果,被誉为"美容增加剂"。此外,葛根还具有抗炎、抗肿瘤、改善记忆的作用。民间有"亚洲人参""南葛北参"之美称。

葛能解酒已有2000多年历史记载。唐代《千金要方》记载,将葛根捣汁来治疗醉酒者,能和胃而减少呕吐,并有止渴以防酒后口干的作用。葛根解酒的原理,与所含葛根素具有保肝护肝、防止酒精对肝脏的损伤有关,可提高抗氧化能力。除葛根外,葛花也有解酒作用,唐代王绩诗曰:"葛花消酒毒,萸蒂发羹香。"其解酒与所含鸢尾苷对线粒体功能具有改善作用,还可通过保护中枢神经系统及增强抗氧化能力达到解酒的目的。

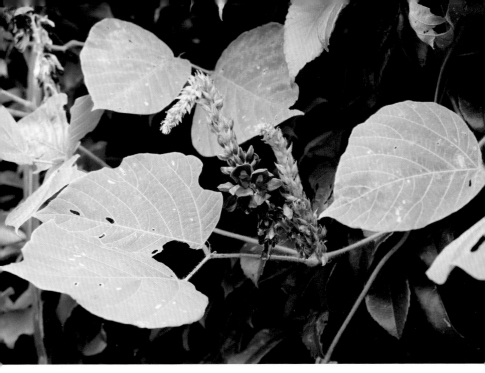

葛

    葛粉，作为一种高级淀粉，其营养价值丰富。葛的口感鲜美，带有独特的甜味，既不过分浓烈，也不过分淡雅，恰到好处地满足了人们的味蕾。无论采用清新的泡茶，还是营养丰富的煲汤，或是绵滑细腻的煮粥，甚至直接食用，每一种方式都能展现出葛独特的魅力与滋补效果。葛还可制成纯生葛粉、速溶葛粉、营养葛粉等，或是用于生产面包、蛋糕、饼干等，这些操作都将葛根的营养价值和健康养生作用发挥得淋漓尽致。

    葛花茶饮是常见的食用葛的方式之一，只需将葛花与适量茶叶一起或单独泡制，便能品尝到清新宜人的味道。此外，葛花还可以用来制作葛花饺子、葛花丸子、葛花煎饼、葛花粥等美食，为人们带来更为丰富的食用体验。

葛叶是一种优质畜牧饲料，葛藤的纤维细长且韧性优良，可以用来生产葛布等。从《韩非子·五蠹》中便能找到"冬日麑裘，夏日葛衣"的记载，可见葛布在古代就已经被广泛应用。此外，利用葛藤还可以编织出各种精美的手工艺品，如篮子、草席、绳索等。这些手工艺品不仅具有实用价值，也具有艺术价值。

**知识延展**

葛粉和葛花具有解酒作用。孕妇、低血糖及体寒湿者不宜食用。

# 洁白清火
## — 白茅根 —

【来源】禾本科白茅属白茅 *Imperata cylindrica*（L.）Beauv.

【别名】红色男爵白茅、丝茅草、茅根、茅草、兰根

【识别特征】多年生，具粗壮的长根状茎。秆直立，高 30 ~ 80 厘米。叶鞘聚集于秆基，秆生叶片窄线形通常内卷。圆锥花序稠密，花柱细长。颖果椭圆形。花果期 4—6 月。

【产地与生境】产于辽宁、河北、山西、山东、陕西、新疆等北方地区；生于低山带平原河岸草地、沙质草甸、荒漠与海滨。分布于非洲北部、土耳其、伊拉克、伊朗、中亚、高加索及地中海区域。

【功效】凉血止血，清热通淋，利湿退黄，疏风利尿，清肺止咳。

【食用部位】根茎、嫩芽。

【食用方法】根茎泡水或炖汤；嫩芽可做蔬菜炒食。

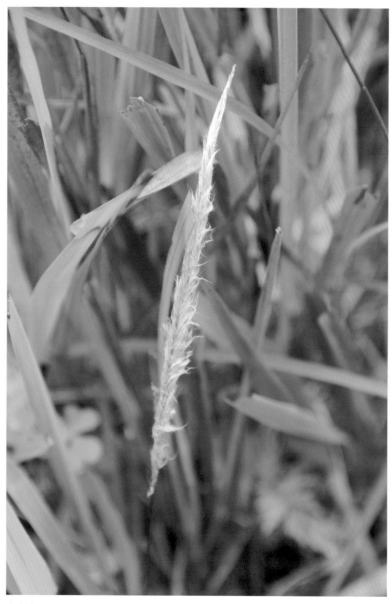

白茅根

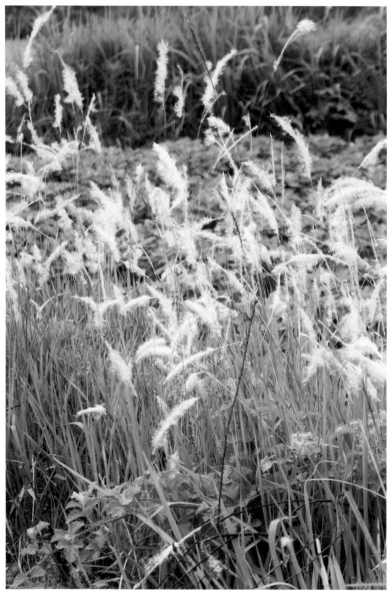

白茅根

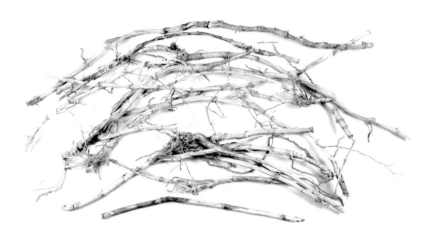

白茅根

　　《诗经·邶风·静女》中"自牧归荑，洵美且异。匪女之为美，美人之贻"的荑，就是白茅。白茅是因其叶子像长矛，毛茸茸的穗子洁白，故而得名。白茅是多年生草本，其粗壮的长根状茎可长达2～3米及以上，能穿透树根，断节再生能力强。它可以在荒地上成片地生长，数量非常多。其穗多毛，种子熟时，随白色毛团飞散，常成片生长于田野或荒地之上，杜甫诗句中的"荒郊蔓茅草"，就是指白茅传播的景象。

　　白茅嫩芽可以作为蔬菜食用，其口感清香爽口。根茎常用来泡水、炖汤等，口感略甜。其根茎含有的纤维较粗，需要适当处理，以改善口感。白茅含有丰富的营养成分，如蛋白质、碳水化合物、脂肪和纤维素等。其中，蛋白质含量较高，适合用于补充人体所需的蛋白质。此外，白茅还含有多种矿物质和维生素，如钙、铁、锌、维生素 C 等，具有很高的营养价值。

白茅根的药用价值应用也十分广泛，具有利尿消肿，帮助消除肾炎水肿，改善肝炎黄疸，恢复肝脏功能等疗效，也具有较好的收敛止血效果，还可降低血糖，对糖尿病有一定的辅助治疗效果。

由于自然界中白茅较常见，故渐渐被人淡忘。屈原的《离骚》中有"兰芷变而不芳兮，荃蕙化而为茅"，芳香之草变成了粗鄙的白茅。其茎叶过去常用来搭盖屋顶，建造茅草屋。

白茅作为天然食材，不仅营养丰富，还具有很高的药用价值和文化内涵。日常饮食中适当添加白茅，不仅能增强人体健康，还可以丰富饮食文化，传承中华优秀传统文化。

**知识延展**

　　白茅叶子可以编织蓑衣。其茎叶柔韧坚实，可制绳索。白茅具有很高的营养价值和药用价值，但不宜过量食用，否则会引起腹泻等不适症状。要避免与某些中药材同时食用，如黄芩、桑白皮等，否则会影响药效。白茅性质寒凉，虚寒体质者慎食。

# 煮饭花开

## — 土人参 —

【来源】马齿苋科土人参属土人参 *Talinum paniculatum*（Jacq.）Gaertn.

【别名】栌兰、土洋参、福参、申时花、假人参、参草、土高丽参、煮饭花等

【识别特征】一年生或多年生草本植物。主根粗壮，圆锥形，皮黑褐色，断面乳白色；茎直立，肉质，圆柱形。叶互生或近对生，具短柄或近无柄，叶片稍肉质，倒卵形或倒卵状长椭圆形。花瓣粉红色或淡紫红色。蒴果近球形，坚纸质；种子多数，扁圆形，黑褐色或黑色，有光泽。花期在夏季与秋季之间，果期在秋季与冬季之间。

【产地与生境】我国中部和南部均有栽植，有的逸为野生，生于阴湿地。

【功效】健脾润肺，止咳，调经。

【食用部位】嫩茎叶、肉质根。

【食用方法】嫩茎叶脆嫩、爽滑可口，可炒食、可涮或做汤；肉质根可凉拌，宜与肉类炖汤。

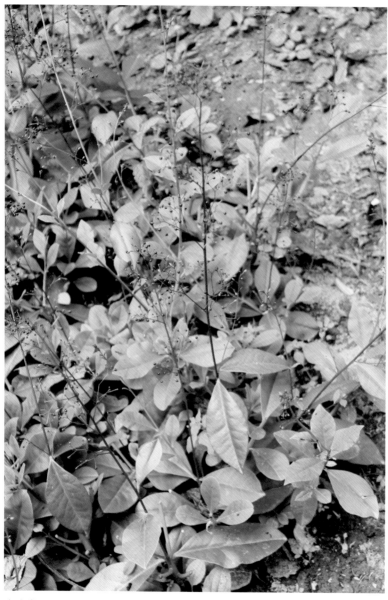

土人参

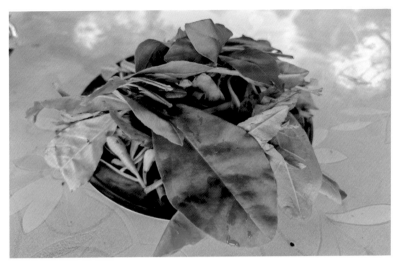

土人参嫩茎叶

在阴条岭国家级自然保护区，那绵延的乡间小径，那绿意盎然的田野，那朴实无华的农家小院，甚至那崎岖不平的山间道路，都可能是它生长的乐土。这是一种其貌不扬、叶子绿得犹如背景般不起眼的植物，它的花却小而精致，粉红色花瓣散发出淡淡的香气，花序高挑而优美——这就是土人参，一种朴素却坚韧的植物。无论生境如何，它都以那坚韧不屈的生命力，顽强地活着，在静默中展示着生命的勃发与活力。

土人参，因根部膨大，有分叉，状似人参，故而得名。又称申时花和煮饭花，因其花大约在下午3点开放，申时指下午3点到5点这一时段。夏日晴天傍晚6点时，花瓣还处于绽放状态，感觉称煮饭花或许更贴切一些。

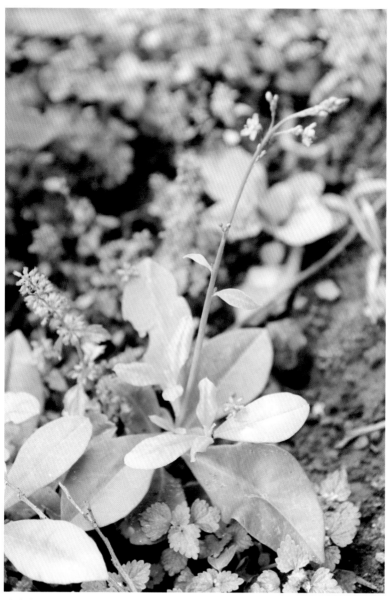

土人参

土人参的嫩茎叶和肉质根均可作为蔬菜食用，在民间有多种食用方法。其叶子肥厚饱满，色泽翠绿欲滴，给人一种生机盎然的感觉。摘下新鲜的土人参叶子，洗净可以炒菜、凉拌或者炖汤，用沸水稍烫片刻后与蒜蓉炒食，或与金针菇、木耳及胡萝卜炒丝，也可与肉丝共炒，味道鲜美，品质脆嫩，爽滑可口，像木耳菜的味道，让人回味无穷。肉质根可切成细丝凉拌或与肉类作汤，味道奇佳，并具有滋补强身作用。其美味爽口的特性使土人参成为许多人的心头好，特别是在炎炎夏日，品尝一口清新的土人参炒菜，能有效缓解暑热。

土人参具有补中益气、健脾润肺生津、止咳、调经等多种功效，可以改善肺热引起的咳嗽以及咳痰等不良症状，还有助于强身健体，预防流行性感冒。

土人参根部对女性月经不调有很好的改善作用，如月经经血量增多或经期腹痛等症状。此外，还可以减轻遗精和多尿等症状。对于脾虚引起的倦怠、乏力、腹胀、头晕、月经不调等症状，可以单独用土人参或者配伍猪肚、金樱子、墨鱼干等使用。对于咳痰带血、干咳、潮热盗汗等症状，则可以配伍百部、贝母、百合等使用。土人参的叶部，则具有消肿解毒的功效。

土人参花朵粉红色，精致小巧，宛如一串串粉红色的小铃铛，与淡绿色的叶片形成了鲜明对比。犹如一个个小精灵，在绿叶中跳跃，为整株植物增添了一份独特的魅力。当花朵逐渐凋谢时，会结

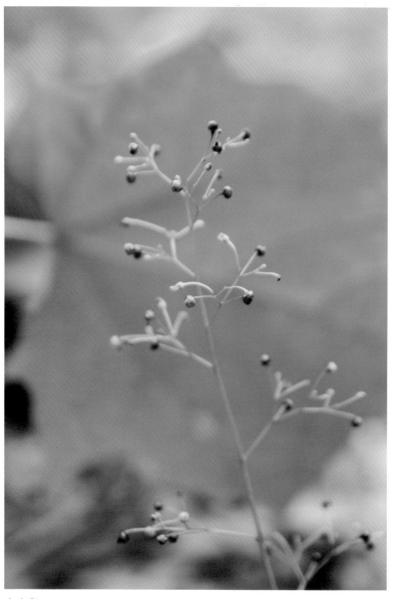

土人参

出小球形的果实，绿中带红，非常漂亮，为整个植物增添了更多的观赏价值。

人们在享受土人参带来的视觉和味觉的同时，也在寻求一种回归自然、返璞归真的生活方式。

**知识延展**

土人参鲜叶也可入药，捣烂外敷，可治疮毒。其根可切片作为参茶冲剂，强身健体，止咳防病。

# 菜中甘草

## —— 荠菜 ——

【来源】十字花科荠属荠 *Capsella bursa-pastoris*（L.）Medik.

【别名】地米荠、芥、荠菜、菱角菜、荠荠菜、地米菜、百花头、净肠草

【识别特征】一年或二年生草本，全体通常无毛，茎呈直立状态。基部生长叶片呈莲座状，基部小叶呈较长的羽毛状。花序顶生及腋生，小花的花柄等长，花瓣呈白色的卵形。果实呈倒三角形或心状三角形。花果期4—6月。

【产地与生境】分布几遍全国；世界温带地区广布。野生，偶有栽培。生在山坡、田边及路旁。

【功效】清热，利水，消肿，平肝，止血，明目。

【食用部位】幼嫩地上部分。

【食用方法】用于煲汤、炒菜、做饺子食用。

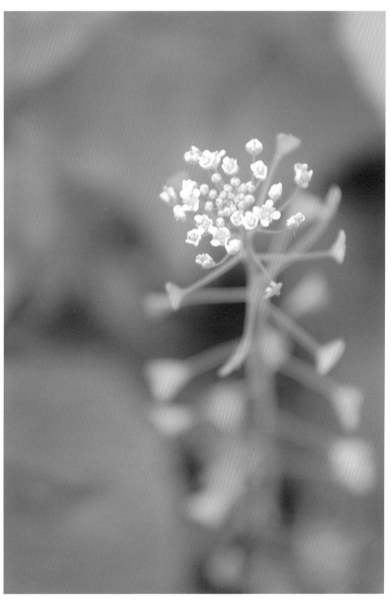

荠菜

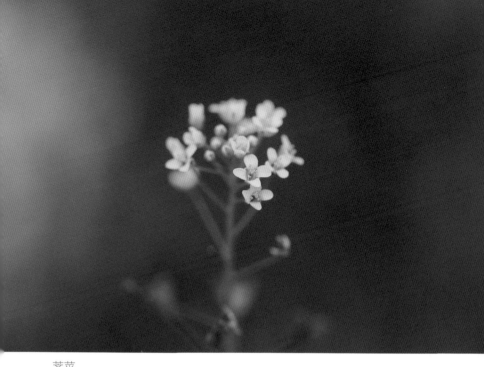

荠菜

　　初春时节，踏入阴条岭国家级自然保护区，在路边和田埂上会发现一种叶面有齿状、颜色翠绿的植物，它是大自然恩赐的一种营养丰富的野菜——荠菜，在自然界中很不起眼，生命力却十分旺盛，作为野菜也十分有名气。

　　荠菜最早出现在《诗经·邶风·谷风》中："谁谓荼苦，其甘如荠。"由于其美名远扬，历代有好美食的文人在其诗句中有过描述，陆游的《食荠》中有："日日思归饱蕨薇，春来荠美忽忘归"，苏轼则有《春菜》："烂烝香荠白鱼肥，碎点青蒿凉饼滑"，也有明代滑浩的《野菜谱》"江荠青青江水绿，江边挑菜女儿哭"等优美的诗句，记录了人们食用荠菜的人间辛酸史。同时，荠菜象征的

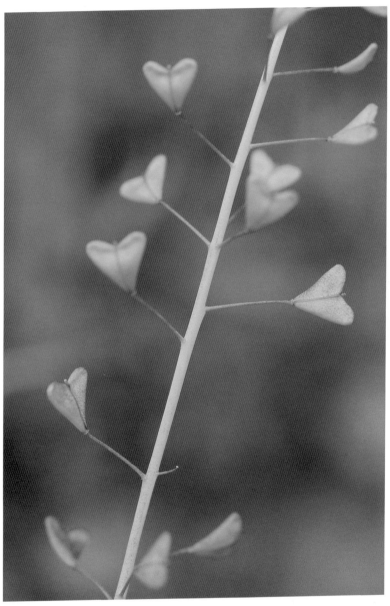

荠菜

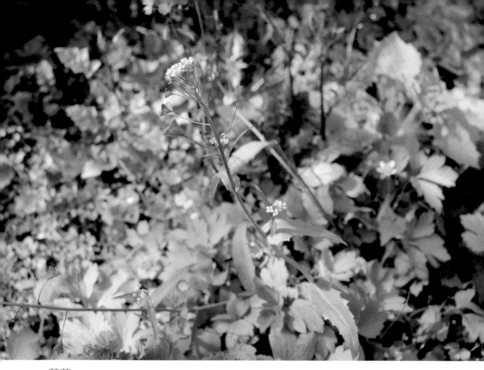

荠菜

不畏严寒、坚韧和低调不张扬的品格，也是诸多文人墨客称颂的对象，宋代辛弃疾的《鹧鸪天·陌上柔桑破嫩芽》中有"城中桃李愁风雨，春在溪头荠菜花"，将自己的遭遇与荠菜相比拟。

荠菜嫩叶肥美，具有独特的清香，且营养价值较高，被誉为"菜中甘草"，富含蛋白质、糖类、生物碱、纤维素、矿物质等多种营养成分，以及人体所需要的多种氨基酸。日常生活中，荠菜可炒、可煮、可炖、可凉拌、可做馅，如将荠菜剁碎加上肉馅可做饺子、包子和春卷，味道鲜美独特。现在很多地方不仅把它当作野菜尝鲜，更是作为一种重要的蔬菜食用，以荠菜为名的菜品也是种类繁多，如安徽的荠菜丸子、山东的荠菜鱼卷、江苏的荠菜鸡片等。

荠菜作为"药食同源"的植物，在药用方面也很广泛，其含有的胡萝卜素可保护视力，丰富的乙酰胆碱、谷甾醇和季胺化合物可降脂降压，橙皮苷具有消炎抗病毒的作用，二硫酚硫酮可防癌抗癌。此外，荠菜中含有大量的粗纤维，可以促进大肠蠕动，改善便秘，起到很好的通便作用。

"三春荠菜饶有味，九熟樱桃最有名。清兴不辜诸酒伴，令人忘却异乡情。"（《三春荠菜饶有味》清代郑板桥）我们没有经历过饥饿的年代，特别是对生活在城市里的人来说，对荠菜并没有太多的情怀，更多是听老一辈"忆苦思甜"中提及的家乡荠菜记忆，所以荠菜不仅是报春的使者，更是一种乡愁。

**知识延展**

荠菜作为药用，最早出现在李时珍的《本草纲目》中。全草入药，有利尿、止血、清热、明目、消积功效。其种子含油20%～30%，属干性油，供制油漆及肥皂用。

# 荒野明珠

## — 救荒野豌豆 —

【来源】豆科野豌豆属救荒野豌豆 *Vicia sativa* L.

【别名】苕子、马豆、野毛豆、雀雀豆、山扁豆、草藤、箭舌野豌豆、野豌豆

【识别特征】一年生或二年生草本。茎斜升或攀缘。偶数羽状复叶。托叶戟形。小叶 2 ~ 7 对，长椭圆形或近心形，侧脉不甚明显，两面被贴伏黄柔毛。花腋生，近无梗。萼钟形，外面被柔毛，萼齿披针形或锥形。花冠紫红色或红色。荚果线长圆形，有毛，成熟时背腹开裂，果瓣扭曲。种子 4 ~ 8，圆球形，棕色或黑褐色。花期 4—7 月，果期 7—9 月。

【产地与生境】全国各地均产。生于海拔 50 ~ 3000 米荒山、田边草丛及林中。原产欧洲南部、亚洲西部，现已广为栽培。

【功效】清热解毒，止血。

【食用部位】幼苗和果荚。

【食用方法】嫩茎叶可作蔬菜食用。为绿肥及优良牧草。

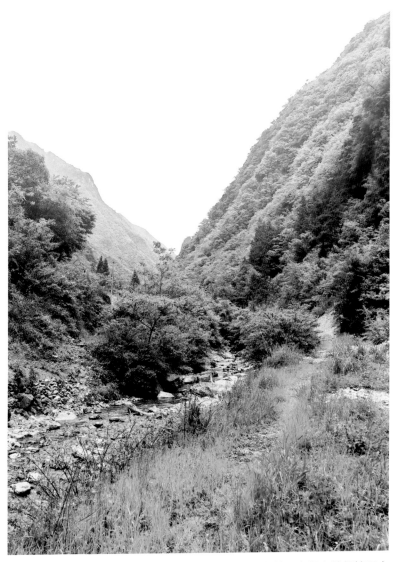

救荒野豌豆生境（拍摄者：张植玮，拍摄地点：阴条岭国家级自然保护区内
兰英乡兰英后河）

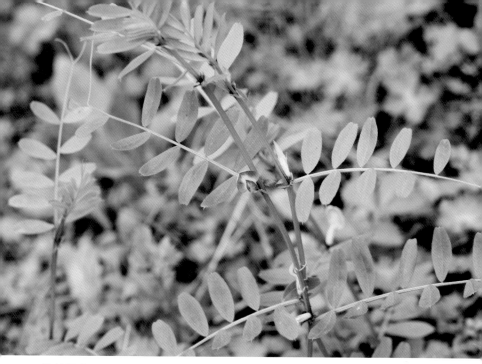

救荒野豌豆

"采薇采薇，薇亦作止"，这里的薇，就是今天的主角——救荒野豌豆，又被称为箭舌豌豆，在《诗经·小雅·采薇》中，这种薇菜成为人们描绘忠诚和勇敢的象征，也揭示了它的美味和营养价值。救荒野豌豆，顾名思义，它曾在饥荒和行军打仗时期拯救过人们的生命。

朝霞映照着山间的薇菜，诗人吟唱着它的美，而当夕阳西下时，诗人依然在歌颂它的美。这种对救荒野豌豆的热爱，跨越了千年的时光，直到今天，我们仍然可以在苏轼的《元修菜》中感受到。被贬居黄州的苏轼，曾托好友巢元修从四川带来种子，播种在田野上。苏轼对救荒野豌豆的赞美和感激之情，如诗如画，让人如痴如醉。

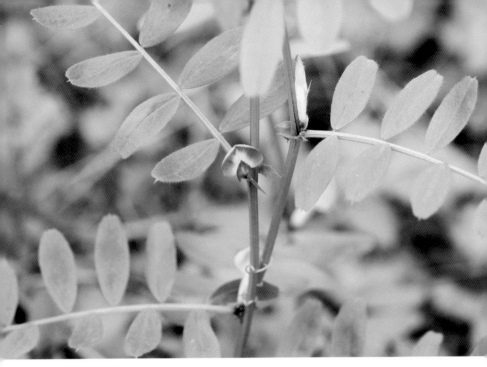

救荒野豌豆

这样的描述，让人仿佛置身于苏轼在黄州的时光，感受到了他对美食的热爱和对生活的热情。

　　救荒野豌豆是一种极具潜力与价值的野生植物，其幼苗和嫩叶可作为美味可口的蔬菜，可以凉拌、清炒或煮汤。嫩荚果则可以煮食或炒食，带有一丝淡淡的甜味。成熟的种子可以用来煮粥或磨成面制作各类面点。

　　现代研究表明，救荒野豌豆含有丰富的葡萄糖、胶原蛋白，且含钙量较高。对于高血压、糖尿病、热性体质等人群来说，是一种非常适宜的养生食物，因此被誉为"降压豆"。

救荒野豌豆的茎叶十分鲜嫩，口感极佳，不仅人类喜欢，家中的牛羊马猪兔等也都非常爱吃。其经过人工加工后无毒，可广泛用于牧草或是做绿肥。在果园中种植救荒野豌豆，能够覆盖其他杂草，保护果树根部，同时改善土壤。其植株柔软，枝繁叶茂，花朵鲜艳，星星点点颇为有趣，也非常适合作为绿化观赏植物。需要注意的是，其花果期植株及种子是有毒的，因此一定要谨慎处理和食用。

尽管救荒野豌豆是一种平常不被人们重视的野生植物，但其价值和功效却是不可低估的。这种古老而美味的食材，跨越了千年的时光，依然在我们的生活中散发出独特的魅力。让我们在品尝美食的同时，也感受着历史的厚重和文化的底蕴。

**知识延展**

全草药用，有益肾利水、止咳、止血的功效。捣烂外敷可治疗疗疮。救荒野豌豆是蜜源植物。归心、肝、脾经，味甘、辛，性寒。补肾调经，清热利湿，和血祛瘀。用于肾虚腰痛，祛痰止咳。治黄疸、浮肿、疟疾、鼻衄、心悸、梦遗、月经不调。民间还常用于肾虚腰痛，因此又称它"腰疼草"。其还含有大量胡萝卜素、叶黄素等物质，有护肝明目作用。

# 清明打青团

## — 鼠曲草 —

科普小档案

【来源】菊科鼠曲草属鼠曲草 *Pseudognaphalium affine*（D. Don）Anderb.

【别名】田艾、清明菜、拟鼠麹草、鼠麹草、秋拟鼠麹草

【识别特征】一年生草本。茎直立或基部发出的枝下部斜升，上部不分枝，有沟纹，被白色厚棉毛。叶无柄，匙状倒披针形或倒卵状匙形，基部渐狭，稍下延，顶端圆，具刺尖头，两面被白色棉毛。头状花序，近无柄，在枝顶密集成伞房花序，花黄色至淡黄色。总苞钟形，金黄色或柠檬黄色，膜质。雌花多数，花冠细管状。两性花较少，管状，无毛。瘦果倒卵形或倒卵状圆柱形，有乳头状突起。冠毛粗糙，污白色。花期1—4月，果期8—11月。

【产地与生境】产于我国华东、华南、华中、华北、西北及西南各省区市。生于低海拔旱地或湿润草地上，尤以稻田最常见。

【功效】宣散风寒，降气化痰。用于感冒头痛、呕逆、上呼吸道感染、痰多咳嗽等症。

【食用部位】幼嫩的茎叶。

【食用方法】采摘幼嫩的地上部位打细做青团，煎饼。

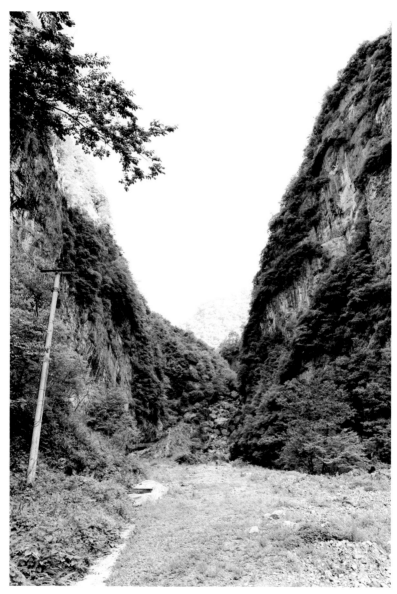

鼠曲草生境（拍摄者：张植玮，拍摄地点：重庆市巫溪县双阳乡双阳巴岩子河白果村段）

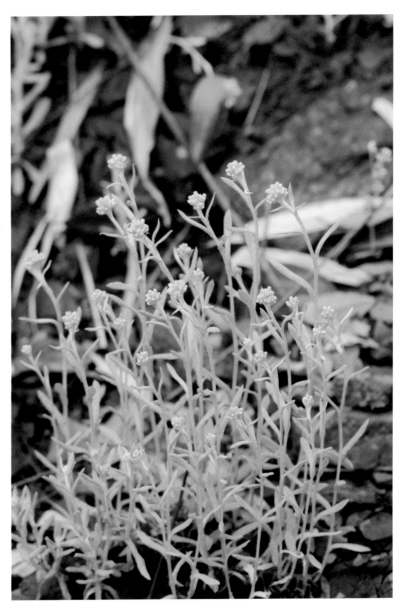

鼠曲草

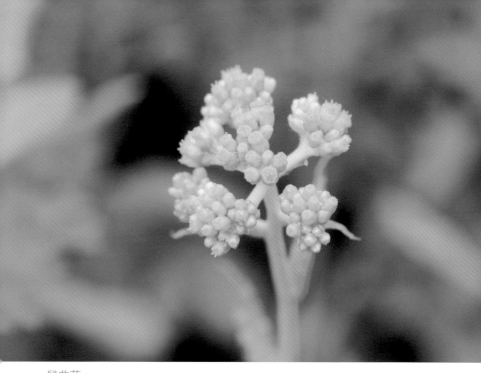

鼠曲草

　　在春雨的滋润下，田野上、小路边，毛茸茸的小草仿佛在嬉笑着探出了头。烟雨中，它毛茸茸的身上仿佛挂满了一颗颗晶莹剔透的珍珠。它的茎又细又长，顶部有许多分枝，每个分枝上都挂着一串串黄色的花朵。这便是鼠曲草，一种药用和食用价值都很高的野草。看着这名字，似乎与老鼠有着某种联系，想必是它毛茸茸的叶子形状像老鼠的耳朵而得名。鼠曲草也称"清明草""黄花草"等，不仅可以食用，还是一味传统的中药，内外兼用，内服清肺止咳，专治气喘，外敷可以治疗跌打损伤。

　　大家一定很疑惑，鼠曲草究竟有哪些食用方法呢？

　　清明时节的鼠曲草，那肥美的绿意让人心生欢喜，而最令人期待的，莫过于用这肥美的鼠曲草来制作美味的清明粑了。制作清明粑的过程并不复杂，但充满了乐趣和惊喜。首先，采集鲜嫩的清明菜，洗净后打成汁，与糯米粉和粘米粉混合在一起。接着，将这绿色的面团揉成一个个小球，再用擀面杖轻轻擀开成薄饼。这时，可以根据个人口味，包入甜美的豆沙、美味的腊肉丁或甜蜜的红糖等，再像包包子一样将其封口，轻轻压平。接着，将这一个个绿色的"小包子"放入已经煮沸的蒸笼里，大火蒸5分钟，再小火蒸10分钟，就可以出锅了。刚出锅的清明粑热气腾腾，散发出迷人的清香，迫不及待地一口咬下，那又香又糯的味道立刻在口中蔓延开来，让人久久不能忘怀。这便是简单的烹饪所带来的田野大地间独有的美味，它让我们尝到了小时候的味道。

鼠曲草不仅可以制作清明粑，还可以制作鼠曲草粑粑、鼠曲草煎饼、鼠曲草凉粉冻等多种美食。鼠曲草是一种季节性野菜，不仅是对味蕾的满足，也是对大自然的敬仰和感激。当你走在郊外时，不妨留意一下那些看似不起眼的鼠曲草，也许你会发现它更多的奥秘。

寻味鼠曲草，追寻田野的气息，更是追寻童年的记忆。

**知识延展**

鼠曲草食用过量可能导致消化不良，包括恶心、呕吐、腹痛、腹泻等症状。

# 清尿利湿
## — 车前草 —

【来源】车前科车前属车前 *Plantago asiatica* L.

【别名】车轱辘菜、猪耳朵、车轮草、蛤蟆草、饭匙草

【识别特征】二年生或多年生草本。叶基生呈莲座状，平卧、斜展或直立，叶片薄纸质或纸质，宽卵形至宽椭圆形，先端钝圆至急尖。花序 3～10 个，穗状花序，花冠白色。蒴果。花期 4—8 月，果期 6—9 月。

【产地与生境】产于我国大部分地区，常生于海拔 3200 米以下草地、沟边、河岸湿地、田边、路旁或村边空旷处。

【功效】全草清热利尿通淋，祛痰，凉血，解毒。

【食用部位】嫩苗和嫩叶。

【食用方法】4—5 月采幼嫩苗，沸水焯烫后凉拌、炒食、做汤。

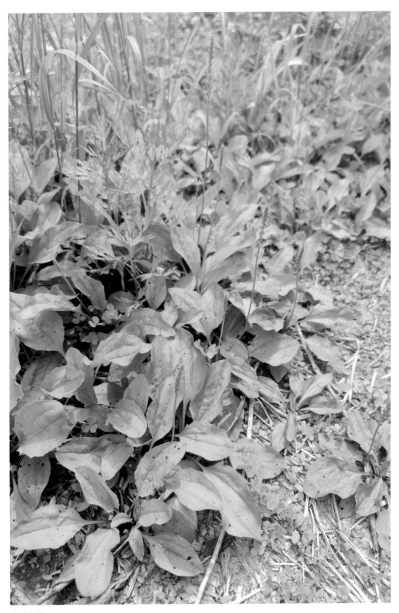

车前草

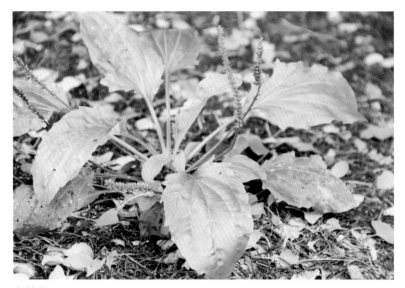

车前草

先秦时期，古人称车前草为芣苢，又作"芣苡"，见于《诗经·周南·芣苢》："采采芣苢，薄言采之。采采芣苢，薄言有之。"描绘了古人采集车前草的劳动过程，相比车前草，"芣苢"的古名更风雅，而车轱辘菜的俗称更有趣。

相传汉朝时期，军队赶路，因连日高温劳累，大部分人患上了尿血症，加之药材物资匮乏，严重影响了军队战斗力。随队的马夫偶然发现三匹患有尿血症的马竟不治而愈，于是开始观察。结果发现，生病的马吃了生长像猪耳形的野草。为验证此草是否真能治尿血症，马夫便亲自采来洗后服用，同样有效。于是便让全军服用此草。因

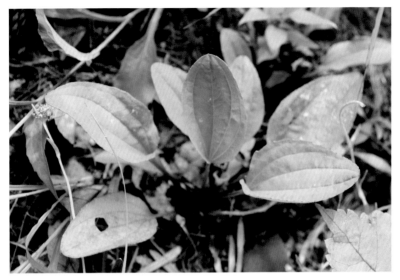

车前草

草多长在大车轱辘前面，于是称为车前草、车轱辘菜。

这种随处可见的野菜，是荒年时期的救命菜，而如今采食则是享受一份自然和野趣。车前草的叶基生呈莲座状，有的伏地而生，有的斜展或直立。叶形像猪耳朵，叶面草绿色，穗状花序，花葶如老鼠尾巴。在田野间，4月的阳光下，背篓采撷，回家洗净，沸水焯煮后凉拌、炒食或煮汤，微微带一点儿苦，其忆苦思甜的意味更浓。

在阴条岭国家级自然保护区野外调查时，笔者走访了74岁高龄的老中医（赤脚医生）李医生，正好赶上他在院子里翻晒采回的野生车前草。他介绍了采车前草和用车前草入药的讲究：春夏季采全草入药、秋季采枝（果穗）入药，晒制过程中不能将全草暴晒，枝、根要干，叶不能枯。其主要功效为利尿，也用于治疗痢疾、止血、止咳和除湿。

平凡的车前草，不平凡的用途。

知识延展

车前草、车前子均入《中国药典》。车前草是车前的全草，车前子是车前的种子，也是一味常用中药，其性味、功效与车前草相似。车前草强于清热，兼有清血热作用，多用于热毒痈肿，而车前子强于疏肝滋，兼有明目的作用。

# 清热解暑

## — 金银花 —

【来源】忍冬科忍冬属忍冬 *Lonicera japonica* Thunb.

【别名】右转藤、二宝藤、二色花藤、银藤、金银藤、双花、鸳鸯藤

【识别特征】半常绿藤本。幼枝暗红褐色，幼枝密生柔毛和腺毛。叶宽披针形至卵状椭圆形，长 3 ~ 8 厘米，顶端短渐尖至钝，基部圆形至近心形，幼时两面有毛，后上面无毛。总花梗单生上部叶腋。苞片叶状。萼筒无毛。花冠白色，后转黄色，芳香，外面有柔毛和腺毛，唇形，上唇具 4 裂片而直立，下唇反转，约等长于花冠筒。雄蕊 5，和花柱均稍超过花冠。浆果球形，黑色。花期 4—6 月（秋季常开花），果期 10—11 月。

【产地与生境】除黑龙江、内蒙古、宁夏、青海、新疆、海南和西藏无自然生长外，全国各省区市均有分布。生于山坡灌丛或疏林中、乱石堆、山脚路旁及村庄篱笆边，生长海拔最高达 1500 米。常栽培。

【功效】干燥花蕾或带初开的花清热解毒，疏散风热，用于痈肿疔疮，喉痹，丹毒，热毒血痢，风热感冒，温病发热。茎枝清热解毒，疏风通络，用于温病发热，热毒血痢，痈肿疮疡，风湿热痹，关节红肿热痛。

【食用部位】花。

【食用方法】直接泡水代茶饮用或搭配花草茶等，也可煎蛋、做粥或炖汤食用。

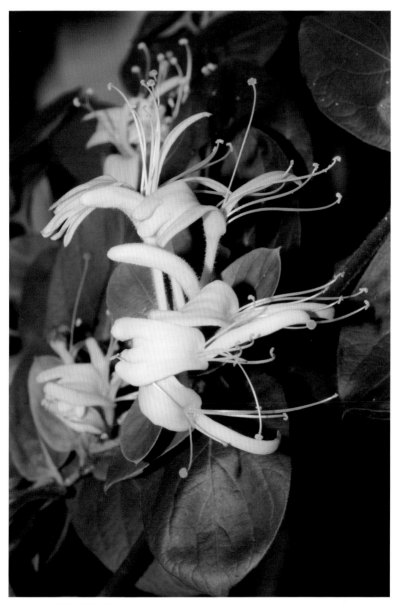

忍冬（药材名金银花）

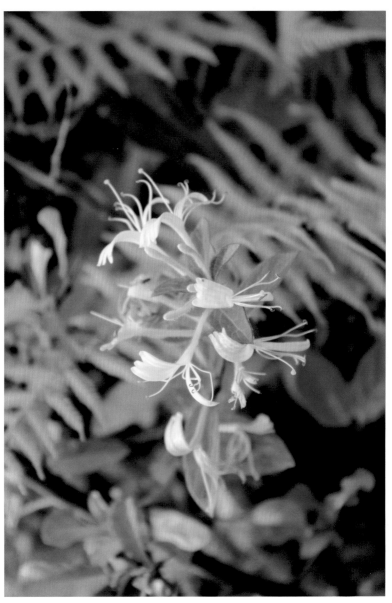

忍冬（药材名金银花）

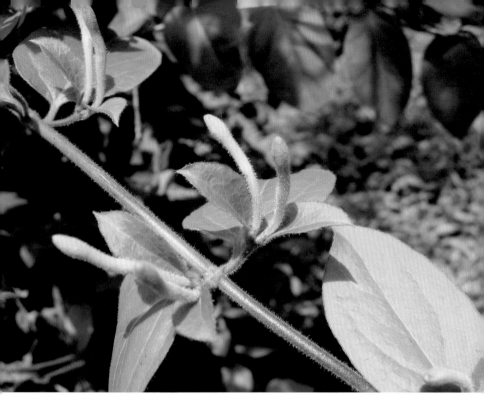

忍冬（药材名金银花）

　　走在阴条岭国家级自然保护区，不时可见路边藤蔓上盛开的金色银色的花，随风飘来阵阵的清香，这花便是金银花，其清香宜人的香气能够让人心情愉悦，帮助缓解炎炎夏日带来的燥热。

　　金银花，自古以来就被誉为清热解毒的良药，同时也在药食同源目录之列，可作食品使用。夏日临近，人们会准备一些能够清热降火的凉茶，金银花便成了大家的首选，它既可以在山林野外采摘到，也可以在超市、药房购买到。金银花，是忍冬科植物忍冬的干燥花蕾或待初开的花。忍冬是一种多年生藤本植物，分布广泛，适应力强，对土壤和气候的选择并不严格，喜欢阳光，常见于山坡灌丛或村庄篱笆边。金银花每年 3—6 月开花，一蒂两花，花朵初开时为白色，后逐渐转为明亮的黄色，故而得其美名，又名双花。

采集金银花也颇有讲究，须在晴天清晨露水刚干时摘取花蕾，以花蕾上部膨大、长成棒状、青白色时为好，习称为大白针。上午采的花青白色质重，容易干燥，香气浓郁，产出商品率高，质量好。采后的金银花要实时晾晒、阴干或烘干，忌在烈日下暴晒，至九成干时，拣去枝叶杂质。

金银花药用历史悠久，在《名医别录》中以"忍冬"之名被列为上品。具有清热解毒、疏散风热的功效，主治温病发热、热毒血痢、痈肿疮疡等疾病。现代药理研究表明，金银花具有抗炎、抗菌、抗病毒和抗氧化等生物活性。金银花自古便是瘟疫时的常用中药，多与连翘等配成复方，如连花清瘟胶囊，是病毒性感冒的首选中成药之一。

在众多清热解毒药里，金银花是少有的苦味不明显、口感清爽、有回甘，且气味清香的药材。夏天，金银花常被用于处理与暑热相关的小问题，如出汗多、口干舌燥、头疼、咽喉肿痛、眼睛红肿、中暑等。金银花代茶饮是最简单的用法，在煮凉茶时，可根据个人口味添加适量的金银花，也可以加入其他中草药和水果，调制出不同口味的凉茶。金银花还可用于简单的食疗小方，如金银花紫菜蛋花汤、金银花炖鸽汤、金银花瘦肉粥等。

金银花是清凉解暑的饮品，煮茶时应注意用量，不宜一次性大量服用金银花，否则会因其寒性导致肠胃不适。所以金银花茶虽好，可不要贪多哦。

知识延展

中药忍冬藤为忍冬的干燥茎枝，被收录于《中国药典》，现代研究表明，忍冬藤与金银花化学成分和药理作用非常相似，且资源较为丰富。根、叶、果实也具有药用价值。

金银花作为药食同源药材，在临床中应用广泛，需求量也较大，并已经向保健品、日用品和饮料食品等领域发展，如食品行业中的清热解暑凉茶饮料、以酸角和金银花为主料制成的金银花酸角糕等。

需要注意的是，金银花性寒，只适用于热证。体寒、阳虚、脾胃虚寒、怕冷、大便溏稀、经期的人群，不宜食用。

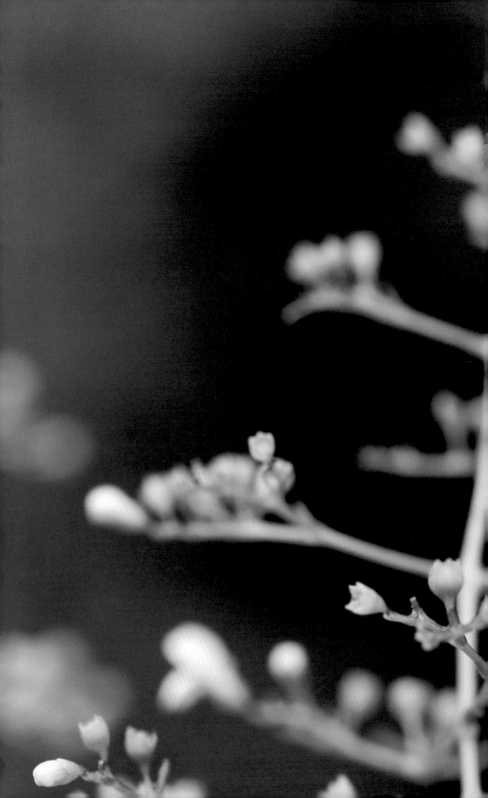

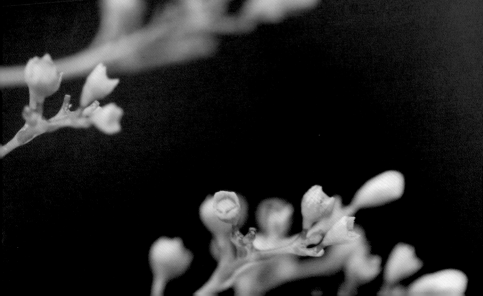

# 苦味篇

良药苦口利于病；

苦味药具有燥湿、泻火等功效。

# 露华香飘

## —— 蕨菜 ——

【来源】碗蕨科蕨属蕨 Pteridium aquilinum var. latiusculum（Desv.）Underw. ex Heller

【别名】蕨菜、如意菜、狼萁、蘧、蕨萁、龙头菜、鳖脚、如意草、荒地蕨、蕨儿菜、鳖、蕨猫草、粉蕨、山甲萁、乌糯葛萁、小金毛狗脊、甜蕨、米蕨

【识别特征】植株高可达1米。根状茎长而横走，密被锈黄色柔毛，以后逐渐脱落。叶远生。柄长20～80厘米，基部粗3～6毫米，褐棕色或棕禾秆色，略有光泽，光滑，上面有浅纵沟1条。叶干后近革质或革质，暗绿色，上面无毛，下面在裂片主脉上多少被棕色或灰白色的疏毛或近无毛。叶轴及羽轴均光滑，小羽轴上面光滑，下面被疏毛，少有密毛，各回羽轴上面均有深纵沟1条，沟内无毛。

【产地与生境】产于全国各地，主要产于长江流域及以北地区，亚热带地区也有分布。生于山地阳坡及森林边缘阳光充足的地方，海拔200～830米。广布于世界其他热带及温带地区。

【功效】清热，滑肠，降气，化痰。

【食用部位】根状茎和嫩叶。

【食用方法】根状茎提取的淀粉称为蕨粉。嫩叶可食，称蕨菜。蕨菜鲜品和干制品炒菜做汤，蕨菜食用前经沸水烫后，再浸入凉水中除去异味，便可食用。

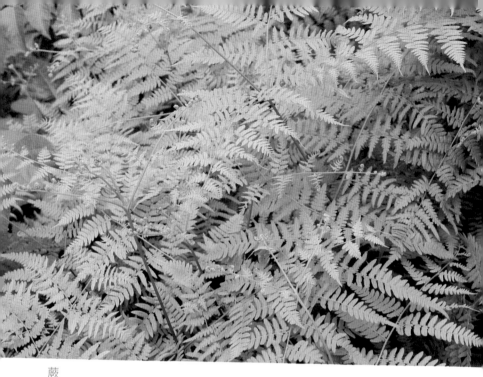

蕨

　　在大自然这幅色彩斑斓的画卷中，蕨菜以其独特的形态和丰富的营养价值吸引着我们。它历经岁月沉淀，分布广泛，已成为人们餐桌上一道极具魅力的美食。

　　蕨菜，为蕨的嫩茎与叶片，它所呈现出的清脆鲜嫩、润滑适口以及淡雅的香味，令人难以忘怀。在新鲜的状态下，它可以通过多种方式烹饪，无论是炒制、做汤，还是与其他配菜烩制，都能展现出独特的魅力。此外，蕨菜还可以被加工成干制、腌制、速冻、罐装等不同形态的食品，出口到世界各地，成为人们餐桌上的美味佳肴。

　　蕨的根茎榨出的汁液可以制成饮料，其淡雅的蕨菜味会让人有种身处大自然的错觉。蕨根富含的淀粉超过20%，不仅可以用来制

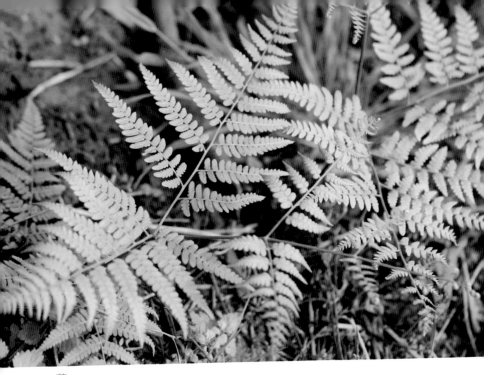

蕨

作饴糖、饼干、粉条等各类食品，也让蕨菜的营养价值更上一层楼。

我国是世界上最早发现和食用蕨菜的国家之一，可追溯到周朝初年，据说伯夷、叔齐二人就曾在首阳山（今陕西西安西南部）下采集蕨菜食用，留下了以蕨为食的历史记载。

除了中国，日本、加拿大、巴西、美国及西伯利亚的部分地区也有食用蕨菜的传统。在日本，蕨菜被誉为"雪果山菜"，备受推崇。美国华盛顿西部的印第安人在 17 世纪前就有食用蕨菜及其淀粉的习惯，他们将蕨菜的嫩茎捣烂后混合面粉制作面包或蛋糕，别有一番风味。蕨菜不仅美味可口，而且具有丰富的营养价值，成为世界各地人们喜爱的美食之一。

蕨的根茎可供药用，具有清热，滑肠，降气，化痰，治食嗝、气嗝、肠风热毒，舒筋活络等功效。需要注意的是，蕨根虽然具有一定的药用价值，但在使用时需要经过专业的炮制和配伍，建议在医生的指导下使用，以免出现不良反应或药物中毒等不良情况。同时，也需要根据个人的体质和具体病情来决定是否适合使用蕨根。

**知识延展**

在购买蕨菜时，要选择颜色鲜艳、质地嫩绿、无异味的优质品。避免购买颜色暗淡、质地老硬或已经腐烂变质的蕨菜。

蕨在食用前须用米泔水或清水浸泡数日，除去其有毒成分。

为了保持蕨菜的新鲜度，可以在采摘后用清水洗净，放入冰箱冷藏或阴凉通风处晾干。避免放置在潮湿、闷热的环境中，以免引起变质。

蕨菜的烹饪时间不宜过长，以免造成营养流失。焯烫时间控制为 1 ~ 2 分钟，以保持蕨菜的鲜嫩口感。

在食用蕨菜时，可以合理搭配其他食材，如肉类、蛋类、豆制品等，以增加营养价值和口感。但要注意避免与寒凉食物同食，以免引起肠胃不适。

虽然大多数人都可以食用蕨菜，但对于过敏体质的人群来说，需要谨慎选择。如果对蕨菜有过敏反应，建议避免食用。

# 踏青寻野

## —刺儿菜—

【来源】菊科蓟属刺儿菜 *Cirsium arvense* var. *integrifolium* C. Wimm. et Grabowski

【别名】野刺儿菜、野红花、大小蓟、小蓟、大蓟、小刺盖、蓟蓟芽、刺刺菜

【识别特征】茎直立。叶披针形，叶缘有细密的针刺。茎顶端生头状花序，小花紫红色。瘦果的冠毛羽状，常数枚瘦果聚集抱团成球状。

【产地与生境】除西藏、云南、广东、广西外，几布全国各地。生于山坡、河旁或荒地、田间。

【功效】凉血止血，散瘀解毒消痈。用于衄血，吐血，尿血，血淋，便血，崩漏，外伤出血，痈肿疮毒。

【食用部位】嫩尖。

【食用方法】可凉拌、煮粥等。

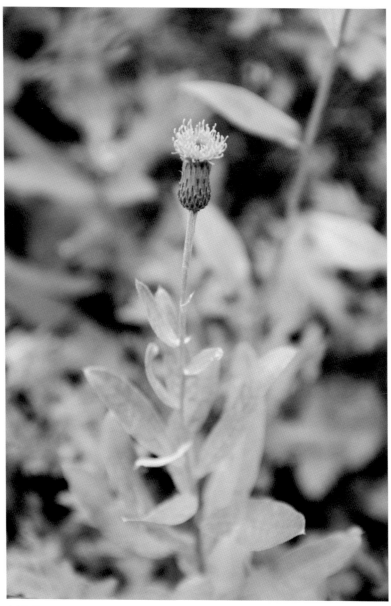

刺儿菜

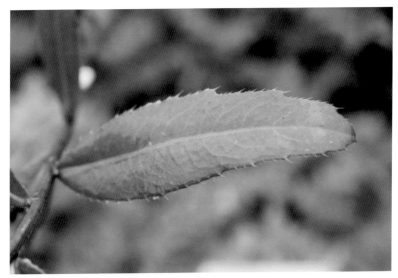

刺儿菜叶缘细密的针刺

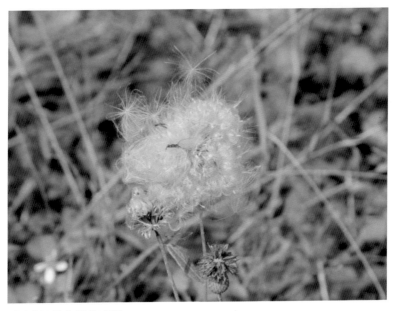

刺儿菜聚集抱团的瘦果

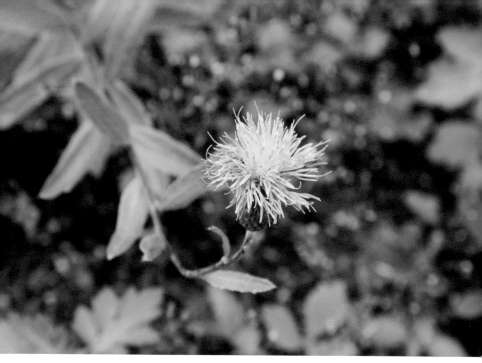

刺儿菜头状花序

　　阳春三月，正是踏青时节。荒郊野地可见一种刚出土的叶绿色带刺的小草，它便是刺儿菜，既然名字里带"菜"字，当然就是一种野菜了。

　　刺儿菜是一种多年生草本。茎直立，叶披针形，叶缘有细密的针刺。茎顶端生头状花序，小花紫红色。瘦果冠毛羽状，常数枚瘦果聚集抱团成球状，微风吹拂下，一枚枚瘦果如降落伞般四散开来。

　　刺儿菜虽不挑生境，路边荒地随处可见，但这并不影响其药用和食用的价值。刺儿菜首载于魏晋时期的《名医别录》，与大蓟一起称为"大小蓟根"，曰"主养精，保血"，古人用刺儿菜的根止血。《本草图经》记录"当二月苗初生二三寸时，并根作茹，食之甚美"，描述了当时刺儿菜幼苗可以连根一起烹饪成美食。《食疗本草》中记载刺儿菜汁：鲜小蓟幼嫩全草150克，切段捣汁服。可用于夏月烦热口干，小便不利。

刺儿菜干燥地上部分入药，药材名为小蓟，《中国药典》有收录。夏、秋二季花开时采割，除去杂质，晒干即得。具有凉血止血、散瘀解毒消痈的功效。用于衄血、吐血、尿血、血淋、便血、崩漏、外伤出血、痈肿疮毒。刺儿菜的营养丰富，特别是胡萝卜素、钙含量高，微量元素硒、维生素、钾含量极高，而且其幼苗脆嫩爽口，一度成为乡村踏青必采的野菜。与宋朝时期连根食用不同，现在多食用地上嫩叶。陕西传统面食刺角面、扬州的彩子粥、川渝的凉拌菜，都有刺儿菜身影。

**知识延展**

刺儿菜性寒，因而脾胃虚寒的人忌服。

# 古入春盘

## —— 苦马菜 ——

【**来源**】菊科苦荬菜属中华苦荬菜 *Ixeridium chinense*（Thunb.）

【**别名**】苦菜、苦荬、苦马菜

【**识别特征**】多年生草本，高 5 ~ 47 厘米。根垂直直伸。茎直立单生或少数茎成簇生，基部直径 1 ~ 3 毫米，上部伞房花序状分枝。基生叶长椭圆形、倒披针形、线形或舌形，基部渐狭成有翼的短或长柄，侧裂片 2 ~ 7 对，长三角形、线状三角形或线形，向基部的侧裂片常为锯齿状，有时为半圆形。茎生叶 2 ~ 4 枚，极少 1 枚或无茎叶，耳状抱茎或至少基部茎生叶的基有明显的耳状抱茎。全部叶两面无毛。头状花序通常在茎枝顶端排成伞房花序，舌状小花黄色，干时带红色。瘦果褐色，长椭圆形。花果期 1—10 月。

【**产地与生境**】分布于全国各地。

【**功效**】苦马菜性味苦寒，具有清热解毒、凉血的功效。用于治痢疾、黄疸、血淋、痔瘘、痛肿等。

【**食用部位**】嫩叶。

【**食用方法**】可以生食（凉拌或蘸酱），也可炒食，晒干制成干菜等。

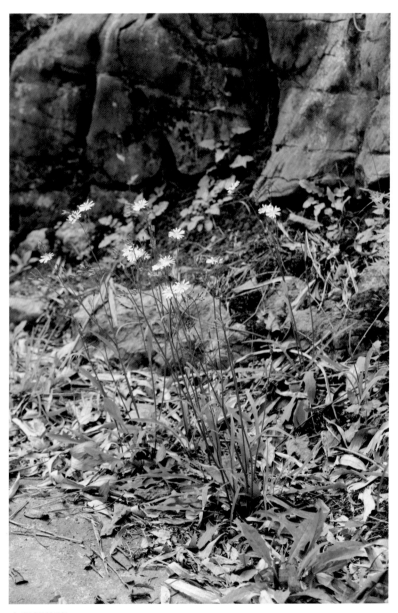

中华苦荬菜

小满时节，苦菜葳蕤生长，一片片的苦菜长出花薹，在田野摇曳。先秦时代《逸周书时训解》有"小满之日苦菜秀"，《礼记·月令》记载："孟夏之月，……王瓜生，苦菜秀。"小满时季王瓜生，苦菜也长得茂盛，以至于后来"苦菜秀"竟成了小满节气的物候标示物。"一候苦菜秀，二候靡草死，三候小暑至"，这也是最早的物候记录。唐代元稹《咏廿四气诗·小满四月中》："小满气全时，如何靡草衰。田家私黍稷，方伯问蚕丝。杏麦修镰钐，锄耰竖棘篱。向来看苦菜，独秀也何为？"也从侧面反映了小满时节苦菜花茂盛。

　　苦荬菜世界广布，以嫩苗和嫩叶供食。在《诗经》中，苦荬菜就作蔬菜了。《诗经·唐风·采苓》"采苦采苦，首阳之下"描绘着先人寻找苦荬菜的场景。巫溪民间也有"小满吃苦"的说法，小满时节，吃过苦荬菜一年保健康。据《神农本草经》记载："苦菜，味苦寒。主五脏邪气，厌谷胃痹。久服安心益气。"可见苦荬菜虽然味苦，但能祛五脏邪气，利于肠胃，是百姓的一种平安菜，难怪先人"采苦采苦"了。

　　不乏文人对苦荬菜的赞美和认可，如宋代释文珦的《苦益菜》："苦菜吾所嗜，意与食蘖同。古者以益名，颇足昭其衷。"写出了作者对苦菜的嗜好，虽然苦，但自古以来认为有益处，吃后觉得真如此。宋代王之望在《龙华山寺寓居十首其一》写道："羊乳茎犹嫩，猪牙叶未残。呼童聊小摘，为尔得加餐。仗马卑三品，山雌慕一箪。朝来食指动，苦菜入春盘。"嫩嫩苦菜茎刚有乳汁，叶片如猪牙状

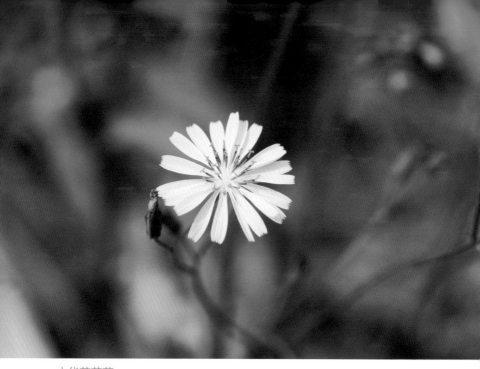

中华苦荬菜

还未残缺，就急叫书童去地里采摘，为苦菜这菜再加餐。不管身居何职，只慕吃上山珍。朝间预感有口福，就是苦菜入餐盘。道出了作者对苦菜的赞美之情。

现代研究表明，苦荬菜所含黄酮类物质不仅具有增强免疫力的作用，也具有镇静、镇痛、抗菌、抗炎、降低血胆固醇的作用。国外学者还发现其具有抗肿瘤作用。苦荬菜营养值高，含蛋白质、碳水化合物、钙、磷、胡萝卜素、维生素 $B_2$、维生素 C 等成分。

鲜嫩的苦菜，除了可以生食（凉拌或蘸酱），还可以拌、炝、腌、炒、烧、蒸、做汤、制馅等。常有几种吃法：一是凉拌。苦荬菜洗净后，在开水中焯一遍，再捞进凉水中去热，这种做法带脆。之后滤除水分，放上适量香油、蒜末、辣椒丝或粉，撒上少许盐，拌匀即可。二是炒制，如苦荬菜炒鸡蛋。将焯过的苦荬菜切段，鸡蛋炒成块。锅底放油，待油热后，在放入苦荬菜炒熟时放入鸡蛋块，翻炒均匀，即可。三是晾晒制干。苦荬菜可以晒干做成干菜，食用前泡开，炒食。

小满时节，不忘来一盘苦荬菜！

**知识延展**

在我国山东、河南、新疆等省区作"败酱草"药用，具有解热、镇痛、消炎等作用。

# 碧绿晶莹

## — 神仙豆腐 —

【来源】唇形科豆腐柴属豆腐柴 *Premna microphylla* Turcz.

【别名】豆腐木、腐婢、止血草、观音草、豆腐草、土黄芪、观音柴、臭黄荆

【识别特征】直立灌木；幼枝有柔毛，老枝变无毛。叶揉之有臭味，卵状披针形、椭圆形、卵形或倒卵形。聚伞花序组成塔形圆锥花序。花萼5浅裂，绿色，有时带紫色，密被毛或近无毛，具缘毛。花冠淡黄色，长 7～9 毫米，被柔毛及腺点，内面被柔毛，喉部较密。果球形或倒圆卵形，紫色。花果期 5—10 月。

【产地与生境】产于我国华东、中南、华南至四川、贵州等地。生于山坡林下或林缘。

【功效】茎、叶清热解毒，主疟疾、泄泻、痢疾、醉酒头痛、痈肿、疔疮、丹毒、蛇虫咬伤、创伤出血。根清热解毒，主疟疾、小儿夏季热、风湿痹痛、风火牙痛、跌打损伤、水火烫伤。

【食用部位】叶的加工品。

【食用方法】叶洗净后，用沸水烫软，搓揉出汁，在滤汁中加入滤过的草木灰水制成清鲜嫩绿的叶豆腐。可作清凉小吃，或凉拌，或炒食。

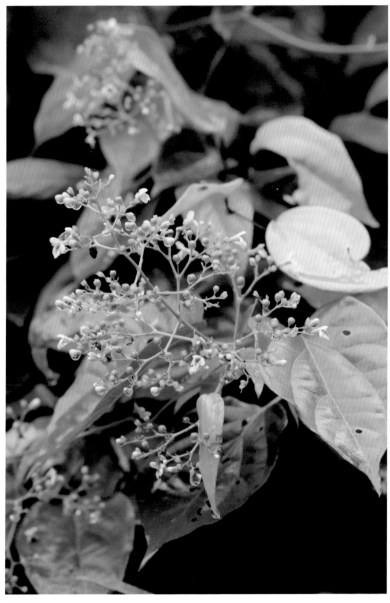

豆腐柴

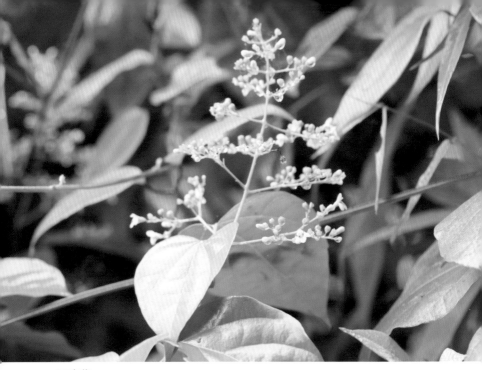

豆腐柴

　　在重庆巫溪民间，能吃到一种独特的消暑美食，是由树叶做成的，俗称"神仙豆腐"或"观音豆腐"。其颜色如同翡翠一般，晶莹剔透，呈豆腐状。吃起来口感滑溜，细腻清爽，带有一丝淡淡的苦涩。这种清新凉爽的滋味，让人回味无穷。

　　用来做"神仙豆腐"的植物名为豆腐柴，又名腐婢、臭黄荆、观音草、豆腐木等。梁代医家陶弘景所著的《本草经集注》记载本品"气作腐臭，人呼为婢"。以其功能治疟如常山，故民间又称土常山、臭常山。其叶揉汁可做凉豆腐，故有"豆腐""凉粉"等名。豆腐柴是唇形科豆腐柴属多年生落叶直立灌木，野生资源丰富，我国华东、华中、中南、西南等区域均有分布。它喜欢湿润的环境，

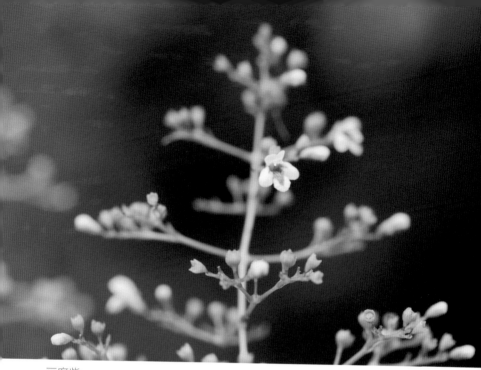

豆腐柴

常长在树下或者林缘阳光不很充足的地方，幼枝上有毛，长大后柔毛消失，叶子卵状披针形，结紫黑色果实，花果期5—10月。

　　山里成片的豆腐柴是大自然的馈赠，可用豆腐柴的叶制成消暑佳品"神仙豆腐"。其做法也相对简单：将新鲜采摘的树叶洗净、晾干，用烧开的沸水烫软，双手反复揉搓、捣碎，直至叶子成为糊状，然后用纱布袋将汁水过滤到盆中，加入草木灰澄清水，放置一边，待冷却后即凝固成了漂亮的"神仙豆腐"。可以直接将它用刀切成小块，加糖作为清凉小吃，或浇上红油辣子、醋和蒜泥，凉拌着吃。还可以用普通豆腐的烧法，与酸菜、小米椒等炖煮在一起，做成热乎乎的"豆腐"汤。观音豆腐清热解毒，既是夏季消暑的美食，又是古老药食文化的传承。

豆腐柴的叶子能够制成豆腐，归功于其丰富的果胶成分，这种食物具有极高的营养价值。除了果胶，还富含蛋白质、纤维素、多种矿物质和氨基酸，以及人体必需的微量元素等。在食品工业上，豆腐柴也被用于提取果胶，制作果冻和饮品等。

此外，豆腐柴的根、茎和叶在传统医药中具有清热解毒、消肿止痛、止血等作用，民间也有用豆腐柴来治疗腰腿痛、跌打损伤、风湿关节炎及感冒身痛、淋巴结炎、肩周炎、肥大性脊椎炎等症。现代研究证实，豆腐柴具有抗炎和增强免疫的功能，这也进一步提升了这种天然植物的药用价值。

**知识延展**

豆腐柴的树叶是制作神仙豆腐这种美食的主要原料。除了豆腐柴，同属的植物狐臭柴和臭黄荆的树叶也可用于制作神仙豆腐。但豆腐柴苦、寒，不适合寒性病，如女性肾阳虚、子宫寒凉者不宜多食。

# 解毒良相

## — 蒲公英 —

科普小档案

【来源】菊科蒲公英属蒲公英 *Taraxacum mongolicum* Hand.-Mazz.

【别名】黄花地丁、婆婆丁、灯笼草、姑姑英、地丁

【识别特征】多年生草本。叶倒卵状披针形、倒披针形或长圆状披针形，先端钝或急尖，边缘有时具波状齿或羽状深裂，有时倒向羽状深裂或大头羽状深裂。头状花序，舌状花黄色。瘦果，长冠毛白色。花果期4—10月。

【产地与生境】全国大部分省份均有分布。生于中、低海拔地区的山坡草地、路边、田野、河滩。

【功效】全草供药用，有清热解毒、消肿散结、利尿通淋的功效。

【食用部位】嫩苗和嫩叶。

【食用方法】嫩苗、嫩叶洗净后，一般可直接蘸酱生食，也可炒食、做汤、凉拌或煲粥。

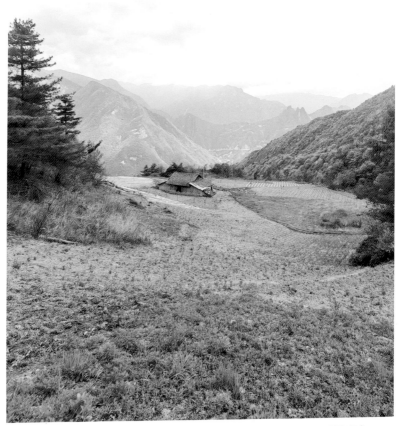

蒲公英生境（拍摄者：叶陈娟，拍摄地点：重庆市巫溪县双阳毛线窝）

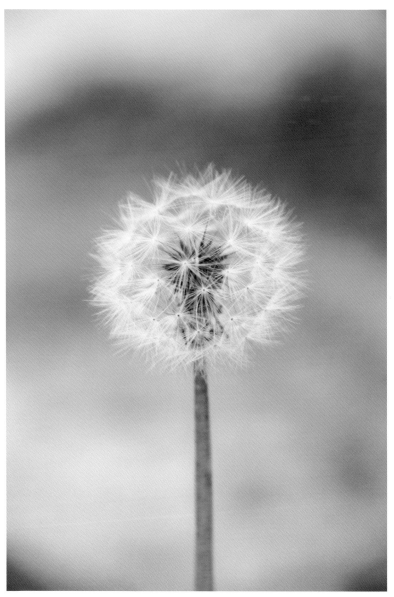

蒲公英

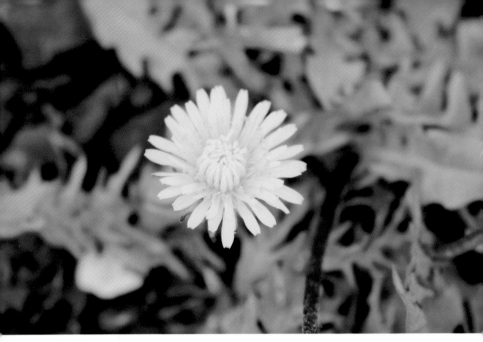

蒲公英

　　小时候，最爱找蒲公英的"花球"，然后对着那洁白的绒球用力一吹，看着那无数的小降落伞随风飘散，旋转舞动，飘向远方，仿佛是在放飞自己的梦想。

　　那些"花球"其实是蒲公英成熟后的果实，"伞"便是种子宿存的冠毛，多个果实变成了一个充满魅力的白色绒球。当轻风拂过，每一颗种子都带着自己独特的降落伞，随风飘扬，充满勇气地追寻着未知的旅程，寻找新生活，然后落地生根，繁衍生息，为生命的延续描绘出一幅幅美丽的画卷。

　　4—5月的山野里能时常看见蒲公英的身影，小小的植株没有直立的茎，所有的叶片呈莲座状贴着地面生长，从叶中间抽出一根花葶，金黄色的花朵就长在花葶的顶端，折断茎叶会有白色的乳汁溢出。

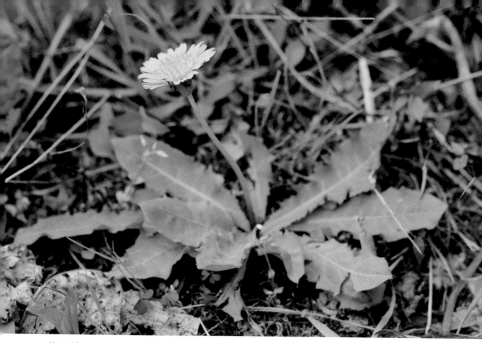

蒲公英

蒲公英的花果期长，4—10 月都可见到。

　　早春踏青时，人们喜欢采摘蒲公英作野生蔬菜食用，食用的方法很多：如叶片可蘸酱生食，腌渍或焯水凉拌，或将洗净的植株切细煮粥，或来一个蒲公英鸡蛋汤，微苦中带着清鲜。蒲公英既是传统的营养保健野菜，又是常用的多种功效的中药材，具有清热解毒、消肿散结、利尿通淋的疗效。

　　蒲公英苦以泄降，甘以解毒，寒能清热兼散滞气，是扑灭胃火的顶尖高手，治疗乳痈，兼能通经下乳，同时对眼睛也有好处，春天肝火大，眼睛发红肿痛，可用蒲公英煮水喝。

　　蒲公英随风起舞，飘落人间尽是爱。

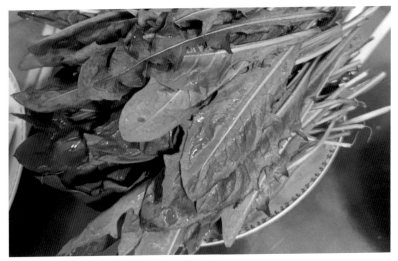

蒲公英（嫩叶）

　　蒲公英在食品、药品、化妆品等众多领域里都有着广阔的应用前景和商业开发价值。根据其独特的营养成分，目前各国都在积极开发蒲公英的相关产品，如用根做成的蒲公英咖啡、蒲公英茶饮、蒲公英酒等；从蒲公英花中提取的蒲公英花黄色素，作为一种天然的食品着色剂，已广泛用于饮料、罐头、糕点、糖果以及化妆品的调色，并有保健辅助作用；生产出多种化妆品，如蒲公英美白祛皱霜、蒲公英美白精华素、蒲公英滋润宝宝霜等；以及以蒲公英果序为元素的各种工艺品、水晶标本等。

　　需要注意的是，非热毒实证不宜用，儿童不宜大剂量使用，经期妇女忌单味药大剂量使用。

# 清肝泻火

## —— 夏枯草 ——

科普小档案

【来源】唇形科夏枯草属夏枯草 *Prunella vulgaris* L.

【别名】灯笼草、棒槌草、铁色草、大头花、夏枯头

【识别特征】多年生草本植物，匍匐根茎，节上生须根。茎高达30厘米，基部多分枝，钝四棱形，浅紫色。花序轮伞生成穗状花序，花萼钟形，花丝略扁平，花柱纤细，先端裂片钻形，外弯。花盘近平顶。花冠紫、蓝紫或红紫色，小坚果黄褐色。花期4—6月，果期7—10月。

【产地与生境】产于陕西、甘肃、新疆、河南、湖北、湖南、江西、浙江、福建、台湾、广东、广西、贵州、四川及云南等省区。生于荒坡、草地、溪边及路旁等湿润地上，生长海拔高可达3000米。

【功效】果穗清肝泻火，明目，散结消肿。

【食用部位】嫩苗。

【食用方法】嫩苗洗净后，焯水凉拌。作为凉茶的原料，使用地区已相当广泛。

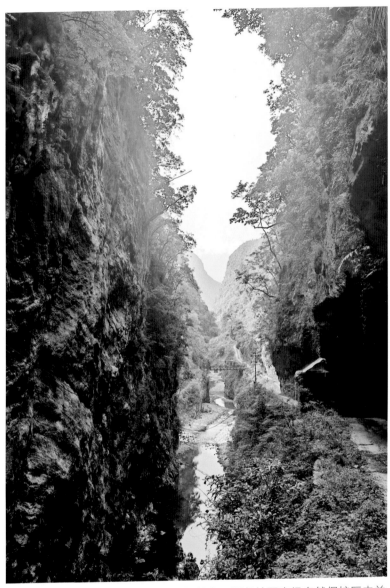

夏枯草生境（拍摄者：张植玮，拍摄地点：阴条岭国家级自然保护区内兰英乡大峡谷汇通水电站）

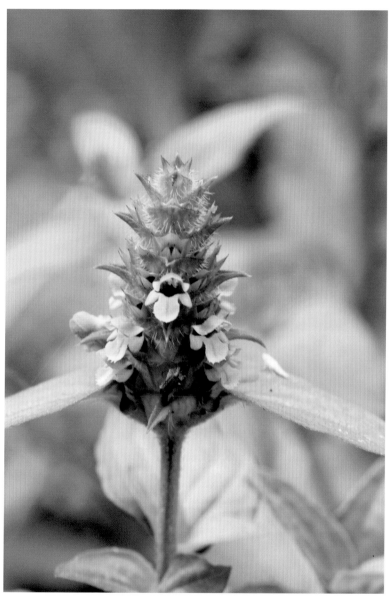

夏枯草

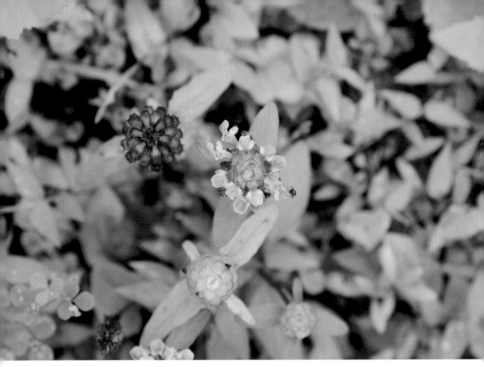

夏枯草

夏季，是草木生长最为旺盛的时节。然而有一种草，冬至生，
到夏至便枯黄了，故而得名夏枯草。

《本草图经》曰："夏枯草，生蜀郡川谷，今河东淮浙州郡亦
有之，冬至后生叶似旋覆，三月、四月开花作穗，紫白色，似丹参花，
结子亦作穗，至五月枯，四月采。"在古代，人们对夏枯草的植物
观察已很详细。

夏枯草又名灯笼草、棒槌草，是唇形科多年生植物，其适应性
和繁殖能力较强，分布也较广。稍加留意，在路边草地或是野外山坡，
不难发现其踪迹，不过也是要在它开花结果时才比较惹眼。花期时，
植株的顶端是轮状花序密生形成的花穗，整个花穗像一个个小灯笼，

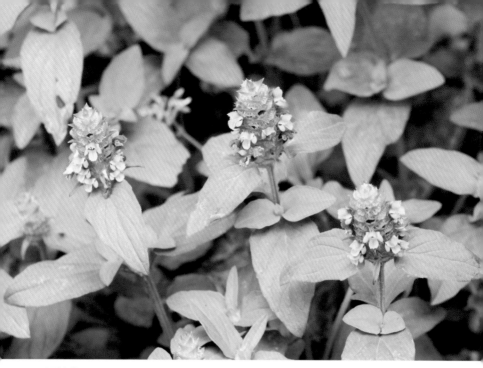

夏枯草

每一轮散花序下面承以苞片，一朵朵紫色的唇形小花从花穗中伸出，格外美丽。

夏至时，夏枯草进入果期，紫色小花枯萎脱落，花穗也变黄了，待到果穗变为黄棕色时，就是药材采摘的最佳时期。

夏枯草作野菜也有悠久历史。早在宋代《本草衍义》中就被记载为可食用，在初生的嫩叶时期，将它浸泡去苦水后，可作为美味的蔬菜食用。明代《食物本草》也指出："夏枯草，味辛苦，寒，无毒……嫩苗瀹过，浸去苦味，油盐拌之，以作菹茹，极佳美。"春天是万物生发的季节，此时肝气上扬，清肝热的夏枯草苗入膳，是再合适不过的了。采新鲜的嫩茎叶和花穗，可炒食、炖汤、凉拌等，特别是用花穗与猪瘦肉一起炖汤，味道鲜美，风味独特。夏枯草还被广泛用作天然凉茶的配料，到了夏天，人们会采集夏枯草泡水当茶饮，或以金银花、菊花、甘草等拼配为凉茶，冲泡饮用，用来预防中暑、解热等。

夏枯草以果穗入药，作为常用中药在我国有着悠久的使用历史。其始载于《神农本草经》，列为下品，主治热瘰疬、鼠瘘、头疮、结气、湿痹等。现收载于《中国药典》，以干燥果穗入药，有清肝泻火、明目、散结消肿之功效。民间也有以全草入药。现代药理发现，夏枯草及其有效成分具有抗炎、抗肿瘤、调节免疫、降血糖、降血压、抗病毒的功效。

**知识延展**

夏枯草是凉茶饮料的原料。夏枯草为清肝火、散郁结的要药，它所主治的大多是肝、胆经的病症。其成方制剂有夏枯草颗粒、夏枯草口服液、夏枯草膏等。在临床上也常用于治疗甲状腺癌、乳腺癌、肝损伤、高血压、高血糖等疾病。但脾胃寒弱者慎用。

# 辛味篇

世间若是少了辛辣，便是缺失了触及灵魂之味。辛味药具有发散、行气等功效。

# 淡雅清欢

## — 薄荷 —

【来源】唇形科薄荷属薄荷 *Mentha canadensis* L.

【别名】香薷草、鱼香草、土薄荷、水薄荷、接骨草、水益母、见肿消、野仁丹草、夜息香、南薄荷、野薄荷

【识别特征】多年生草本。茎直立,高 30 ~ 60 厘米,锐四棱形,具四槽,上部被倒向微柔毛。叶片长圆状披针形,披针形,椭圆形或卵状披针形,稀长圆形,被微柔毛。轮伞花序腋生,花萼管状钟形,花冠淡紫,外面略被微柔毛,花盘平顶。小坚果卵珠形,黄褐色,具小腺窝。花期7—9月,果期10月。

【产地与生境】产于我国南北各地。生于水旁潮湿地,生长海拔可高达3500米。热带亚洲、俄罗斯远东地区、朝鲜、日本及北美洲(南达墨西哥)也有分布。

【功效】疏散风热,清利头目,利咽,透疹,疏肝行气。

【食用部位】幼嫩茎尖。

【食用方法】幼嫩茎尖可作菜食,也可榨汁服。薄荷既可作为调味剂,又可作香料,还可配酒、冲茶等。

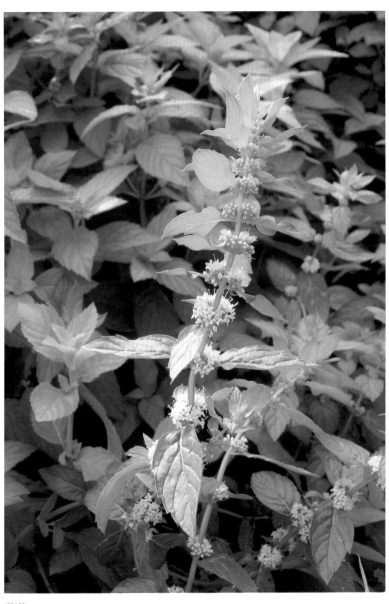

薄荷

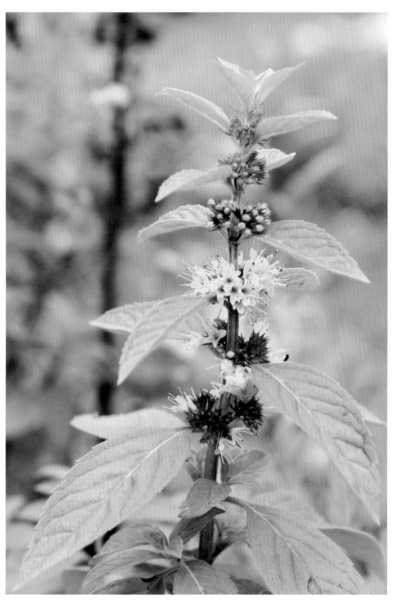

薄荷

知了鸣叫，一不留神，便进入了薄荷绿的夏天。薄荷作为长日照植物，喜爱阳光，野外常见，微风拂过，自由自在地摇曳着，沁出淡淡的清凉气息。

薄荷是日常生活中广受欢迎的草本植物，其清新的香气和独特的口感使得它成为食谱中的常客。从口香糖到冰激凌，从泡茶到糕点，从牙膏到沐浴露，薄荷的味道无处不在。炎炎夏日，摘下薄荷地上部分，将其洗净后放入壶中，缓缓加入滚烫的开水，一股素雅的薄荷香瞬间扑鼻而来，薄荷叶在水里缓缓展开，碧绿色的叶子给茶水中增加了生机。

薄荷本身营养成分丰富，含有大量的维生素、矿物质和抗氧化物质，同时还含有一些对人体有益的脂肪酸，例如亚油酸和亚麻酸。这些营养成分不仅有助于提高人体免疫力，还有助于预防心血管疾病和癌症。薄荷含有薄荷醇，可清新口气并具有多种药性，可缓解腹痛、胆囊问题，如痉挛等，还具有防腐杀菌、利尿、化痰、健胃和助消化等功效。大量食用薄荷可导致失眠，但小剂量食用却有助于睡眠。

薄荷作为药材，可以帮助身体排除毒素，缓解热性疾病；舒缓神经，减轻压力，改善焦虑和抑郁等情绪问题；也具有消炎止痛，缓解头痛、肌肉疼痛以及提神醒脑，刺激神经，提高注意力等功效。现代药理研究证明，薄荷在抗氧化、抗辐射等方面也有一定的功效。

薄荷虽然是一种平常的植物，但其香味沁人心脾。薄荷绿，以生长、变化而后归于宁静的态势，舒缓着郁结在人生场景里的失落和失意，抚慰着一个人的心境，梳理着一个人的思绪，让生命在延续中变得和谐、健康、美丽。

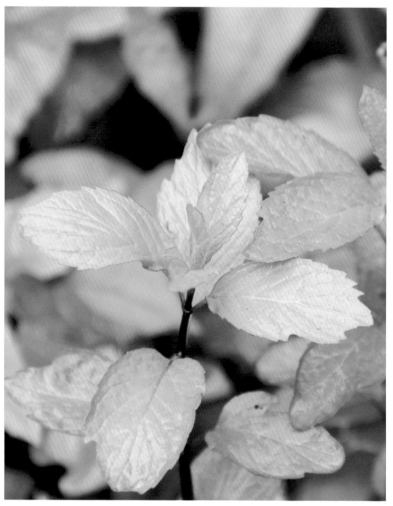

薄荷

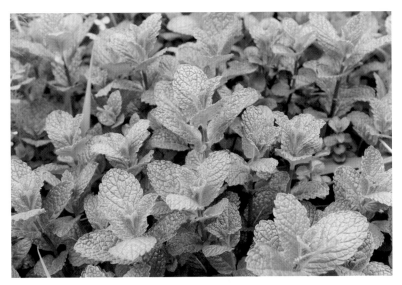

留兰香

**知识延展**

　　生活中，留兰香和薄荷比较相像，常常容易混淆使用，可以从气味方面进行区别：留兰香的气味相对清淡一些，有清凉的香味，仔细闻起来并不是很刺鼻；薄荷的香气要浓烈一些，靠近闻相对刺鼻。还可以从形态上进行区别：留兰香的叶片形状偏小，长度为 4 ～ 5 厘米。叶子上的纹理比较清晰、明显。花朵颜色为紫色或白色；薄荷的叶片要比留兰香稍大一些，长度为 2.5 ～ 7 厘米，叶片上面的纹理看起来也没有那么清楚。

# 散寒调中

## —— 紫苏 ——

【来源】唇形科紫苏属紫苏 *Perilla frutescens*（L.）Britt.

【别名】桂荏、赤苏、红苏、白紫苏、青苏、苏麻、水升麻

【识别特征】一年生直立草本。茎高 0.3 ~ 2 米。叶阔卵形或圆形，长 7 ~ 13 厘米，宽 4.5 ~ 10 厘米，先端短尖或突尖，基部圆形或阔楔形，边缘在基部以上有粗锯齿。轮伞花序，花冠白色至紫红色。坚果。花期 8—11 月，果期 8—12 月。

【产地与生境】全国各地广泛栽培。

【功效】解表散寒，行气宽中。

【食用部位】叶或种子。

【食用方法】供药用和香料用。嫩叶洗净后用沸水稍焯（烫），可炒食、凉拌或做汤，也适合用于肉类菜肴的调料。

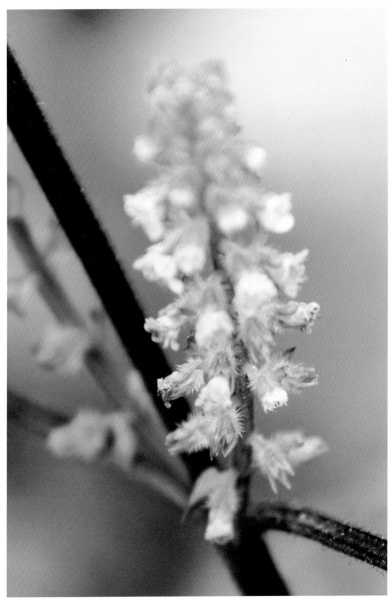

紫苏

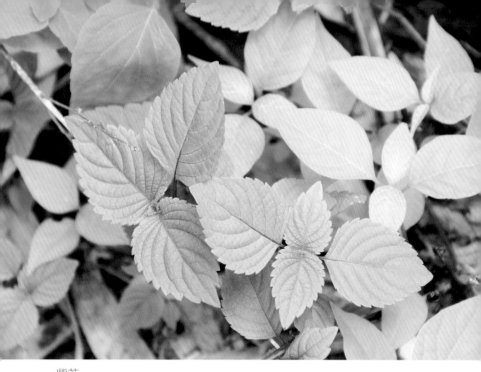

紫苏

　　紫苏，一种具有独特香味的草本植物，叶片呈现出独有的紫色，使其在生机勃勃的大自然中显得分外醒目。《尔雅》曾以独特的语言描绘了紫苏的魅力："取（紫苏嫩茎叶）研汁煮粥，良，长服令人体白身香。"汉代《七发》中描述的"薄耆之炙，鲜鲤之鲙。秋黄之苏，白露之茹"佳肴，就是用紫苏叶搭配鲤鱼食用，所以从西汉时期开始，紫苏就已经成了鱼类料理中不可或缺的调味品。

　　明代李时珍曾赞叹："紫苏嫩时有叶，和蔬茹之，或盐及梅卤作菹食甚香，夏月作熟汤饮之。"由此可见，从古至今，紫苏在中国人的饮食中一直占据着举足轻重的地位，至今人们仍沿用紫苏烹制各种菜肴，利用其杀菌防腐、解鱼蟹之毒的功效，常与海鲜类食

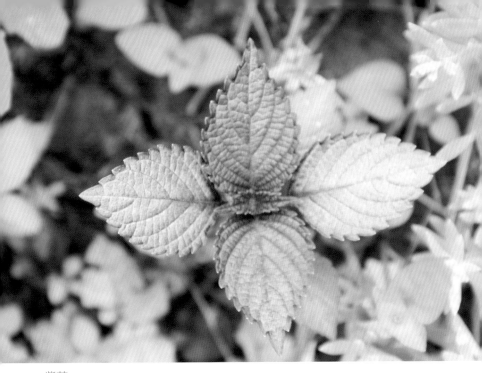

紫苏

材搭配；将紫苏用作茶饮，在古代也颇为流行；还可以作为配菜，如炒菜、烧汤等，或直接食用，如拌沙拉等。紫苏为人们的餐桌增添了丰富的色彩和风味，历经千年而经久不衰。

紫苏含有丰富的维生素、矿物质、膳食纤维以及抗氧化物质，具有很高的营养价值。吃生鱼片时伴随着紫苏一起食用，其主要利用它的解表散寒的功效；用紫苏包裹烤肉，可起到解腻和补充维生素的作用。紫苏子也可作香料，如用紫苏子加糖作馅料，或将紫苏子研细作蘸水食用。紫苏子还可做成苏子脆饼。

紫苏作为药食两用植物，被用于治疗感冒、咳嗽、胃炎等疾病，常与藿香、陈皮等药材搭配使用，具有解表和中、行气宽中、健脾胃的功效；与半夏、厚朴等药材搭配使用，有效缓解胸闷、抑郁等症状。紫苏具有发散风寒的功效，其发汗效果显著，有时会与生姜一起使用以增强发汗效果。对于兼有气滞的症状，紫苏会与香附和陈皮一起使用，以调和气血、舒缓肝气。同时，紫苏也被广泛运用于现代药理学研究，其在抗氧化、抗炎、抗肿瘤等方面的作用受到广泛关注。

**知识延展**

　　紫苏种子也称紫苏子，有镇咳平喘、祛痰的功效。紫苏子因含有各种生物活性物质，如氨基酸、亚麻酸、油酸等，可用来降血脂、抑菌、抗炎、抗氧化；紫苏粕是紫苏子提取油后的主要副产品，富含植物蛋白与膳食纤维，主要用于饲料、肥料的生产，由于其特殊气味还未在食品中广泛应用。紫苏全草可蒸馏紫苏油，种子油为苏子油，现代药理研究发现：长期食用苏子油对冠心病及高血脂有明显的治疗效果。

# 香辛良草

## — 卵叶山葱 —

【来源】石蒜科葱属卵叶山葱 *Allium ovalifolium* Hand.-Mzt.

【别名】卵叶韭、鹿耳韭

【识别特征】鳞茎单一或 2 ~ 3 枚聚生，近圆柱状；鳞茎外皮灰褐色至黑褐色。叶 2 枚，披针状矩圆形至卵状矩圆形。花葶圆柱状，下部被叶鞘。总苞 2 裂，宿存，稀早落。伞形花序球状；花白色，稀淡红色。子房 3 圆棱，每室 1 胚珠。花果期 7—9 月。

【产地与生境】产于云南（西北部）、贵州（东北部）、四川、青海（东部）、甘肃（东南部）、陕西（南部）和湖北（西部）。生于海拔 1500 ~ 4000 米的林下、阴湿山坡、湿地、沟边或林缘。

【功效】活血散瘀，止血止痛。

【食用部位】嫩叶、嫩苗。

【食用方法】洗净蘸酱吃，沸水焯过，凉拌、炒食，也可腌咸菜或做调料。

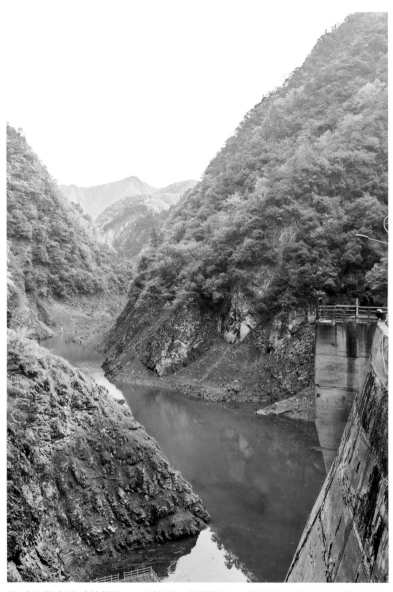

卵叶山葱生境（拍摄者：张植玮，拍摄地点：重庆市巫溪县双阳乡双阳乡红旗大坝）

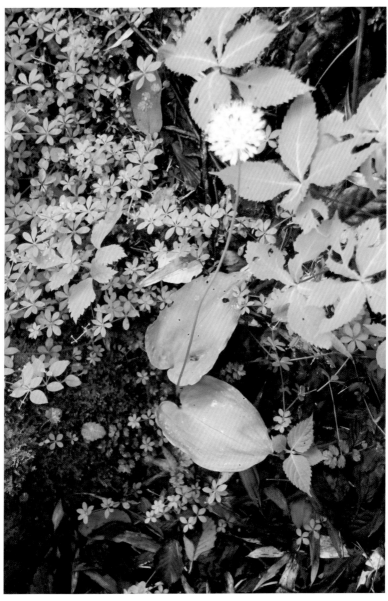

卵叶山葱

卵叶山葱，又称卵叶韭、鹿耳韭，俗称"天蒜""山片"。它生长在阴条岭那片高海拔的崇山峻岭之间，那里风霜雨雪，四季分明。然而正是这样的环境，赋予了卵叶山葱一种与众不同的生命力。它是自然界默默无闻的"倾听者"，倾听着大自然的声音，并从中汲取生命的养分。

卵叶山葱是一种特别的植物，其形态美丽而奇特，呈半球形的花朵像小小的铃铛，颜色淡雅，散发出清新淡雅的香气。叶子呈椭圆形，宽大圆润，仿佛是鹿的耳朵，令人心生好奇。当风吹过，叶片仿佛在倾听大自然的私语，静静地享受着这个世界的声音。如果用手轻抚卵叶韭的叶片，指尖上留下的将是一股浓郁的韭菜味道，这种味道仿佛是它向大自然宣告自己的存在。

卵叶山葱与蒜、葱、韭菜、藠头、洋葱等食物一样属于葱属植物，这使得它具有了特殊的"葱蒜"味道。然而，其生长环境却比其他葱属植物更为特殊，它喜欢潮湿阴凉的地方，如高海拔的湿地、阴湿山坡、沟边或林缘等。在这些地方，卵叶山葱独自承受着"高冷"的孤独，却又在欢闹的自然界中寻找着生命的乐趣。如果有人在潮湿的野外看到卵叶山葱，那么一定会被它的美丽所吸引。它们肥大的"鹿耳"一叶压着一叶，仿佛在窃窃私语，分享着生命的秘密。

卵叶山葱的味道独一无二，比韭菜更鲜美，比大葱更清新。无论是搭配鸡蛋炒制，还是加入豆腐炖汤，卵叶山葱都能为人的味蕾带来一场美妙的盛宴。中医也将卵叶山葱视为草药之一，它可以活

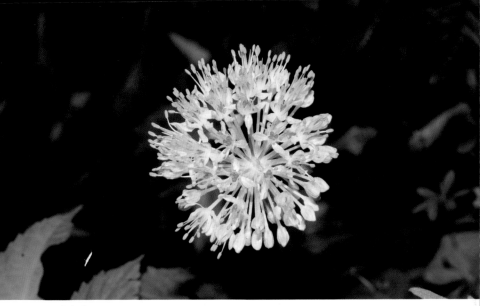

卵叶山葱

血散瘀、止血止痛，对风湿病、关节疼痛等病症有着较好的治疗效果。

卵叶山葱以其独特的存在告诉了我们：即使是大自然中的普通一员，也可以拥有自己独特的生命旋律。卵叶山葱的存在，让我们在欣赏它的美丽的同时，也能领略到生命的多样性和丰富性。让我们在品尝其美味、感受其药效的同时，更要学习它那份对生命的坚韧与执着。每个生命都有其存在的价值和意义，只要我们用心去感受、去发现，就能在这个多彩的世界中找到属于自己的那一份宝藏。

**知识延展**

卵叶山葱富含人体所需的多种营养成分，含有人体所不能合成的8种必需氨基酸，以及维生素、胡萝卜素总黄酮、矿物质元素等营养物质。

# 果麻叶香

## —花椒—

【来源】芸香科花椒属花椒 *Zanthoxylum bungeanum* Maxim.

【别名】蜀椒、秦椒、大椒、椒、胡椒木

【识别特征】高 3 ~ 7 米的落叶小乔木。茎干被粗壮皮刺，小枝刺基部宽扁直伸，幼枝被柔毛。叶有小叶 5 ~ 13 片，对生，无柄叶轴常有甚狭窄的叶翼；位于叶轴顶部的较大，叶缘有细裂齿，齿缝有油点。花序顶生或生于侧枝之顶，花被片 6 ~ 8 片，黄绿色。果紫红色，散生微凸起的油点。花期 4—5 月，果期 8—10 月。

【产地与生境】除我国东北和新疆外几分布于全国各地，野生或栽培。

【功效】干燥成熟果皮温中止痛，杀虫止痒。叶温中散寒，燥湿健脾，杀虫解毒。

【食用部位】果实、嫩茎叶。

【食用方法】果实主要作为调味料使用。嫩茎叶可以煮汤、炒菜、油炸，还可以调面粉做饼。

如果说火锅是重庆名片，那花椒便是火锅灵魂之一。重庆是全国花椒用量大市，也是花椒最早的产地之一，花椒是一味真正道地药材。

早在北宋时期，苏颂搜集全国各郡县草药图编写的《图经本草》记载："蜀椒，生武都川谷及巴郡，今归、峡及蜀川、陕洛间人家多作园圃种之。"花椒在宋朝时期主产于甘肃东南部至重庆，长江三峡沿岸人家在园圃种植。宋代苏敬的《新修本草》记载"蜀椒……皮肉浓，腥里白，气味浓"，对花椒的形状和气味特点进行了详细描述。明代朽庵林公写道："欣欣笑口向西风，喷出玄珠颗颗同。采处倒含秋露白，晒时娇映夕阳红。"把花椒的开口形态写得活灵活现，跃然纸上，也写出了花椒采收时节及晒椒的场景。

花椒香气浓烈，可以作为空气消毒剂。早在《诗经·周颂·载芟》便有："有椒其馨，胡考之宁"的记载。意思是花椒的香气散布得很远，能使人平安长寿。屈原《九歌》中有："奠桂酒兮椒浆。"椒浆是用花椒浸制的酒浆。花椒在古代建筑中也有其独特的运用，宫廷中被称为"椒房殿"或"椒宫"的地方，古人就是把花椒混在泥土里，涂在墙上，取其芳香辟邪及多子之意。花椒还可作为防虫剂，如在米面中加入花椒可防止生虫。

花椒麻味十足，成为味蕾的妙趣体验。川菜讲究"麻、辣、鲜、香"，麻字当头，就是花椒的香麻与海椒的香辣以及其他特有调味料的复合之味，也成就了诸多经典名菜，如麻婆豆腐、夫妻肺片、

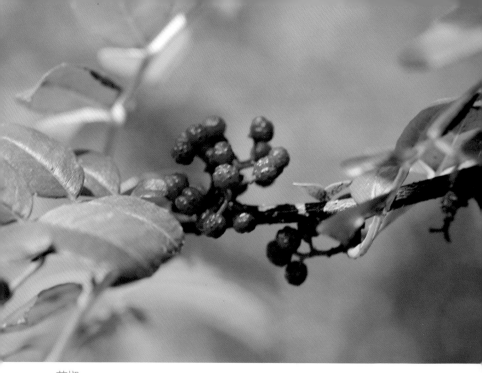

花椒

椒麻鸡、水煮牛肉、藤椒鱼、麻辣火锅等。"先放后放，生放熟放，用面用口"，这些都是花椒应用在烹饪中的术语。比如，春碎后的花椒"面"，就会用到麻婆豆腐这类讲求食材本味、又烫又麻的菜品中；水煮牛肉这种需要靠花椒的香气刺激食欲的菜品，就要用到"刀口花椒"，刀剁一剁，再用高温油激发出花椒的辛香。

"为谁置酒烹椒叶，可更招凉莳藕花"，除了果实，花椒的嫩芽嫩叶也可以拿来煮汤、炒菜、油炸，还可以调面粉做饼，鲜嫩麻香，风味独特。用花椒芽或是大片的花椒叶挂上鸡蛋面糊，在热油锅里炸熟，沥油控干，吃后会让人念念不忘。

花椒主要有温中止痛、杀虫止痒的作用，是常用的温里药。花

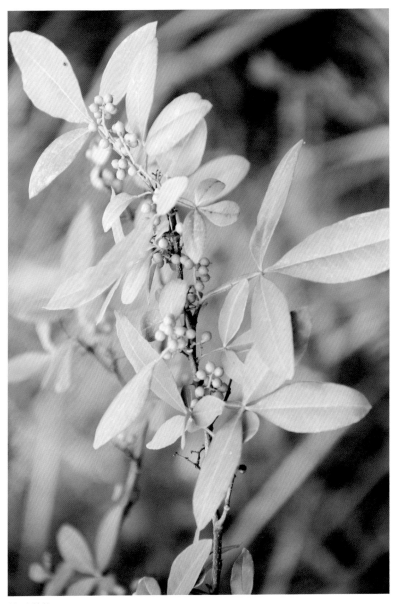

竹叶花椒

椒作药用最早见于《神农本草经》，其中记载花椒具有"坚发齿""耐老""增年"等功效。《本草纲目》中也记载花椒有"解郁结，消宿食，通三焦，温脾胃，补右肾命门，杀蛔虫，止泄泻"的作用。民间常用小方"花椒姜糖水"有祛湿驱寒、补脾暖胃的作用；也有用嘴含花椒粒来治疗急性牙痛。

花椒是传承巴渝文化的载体，见证着历史的变迁。

**知识延展**

花椒的果皮、种子、叶和根都能入药。花椒的种子乌黑发亮，像人的黑眼球，故也称椒目。临床上，椒目侧重于利水消肿、祛痰平喘。

人们常根据花椒果皮颜色的不同，将其分为红花椒和青花椒。现在人工栽培的"花椒"品种，主要是花椒（*Zanthoxylum bungeanum* Maxim.）和竹叶花椒（*Zanthoxylum armatum* DC.）。

阴虚火旺者禁服，孕妇慎服。

# 野味十足

## —"鸭脚板"—

【来源】伞形科鸭儿芹属鸭儿芹 *Cryptotaenia japonica* Hassk.

【别名】鸭脚板、鸭脚芹、野芹菜、水白芷、三叶

【识别特征】多年生草本，高 20 ～ 100 厘米。主根短，侧根多数，细长。茎直立，有分枝。茎、叶光滑，基生叶或上部叶有柄，叶柄长 5 ～ 20 厘米，叶鞘边缘膜质；叶片轮廓三角形至广卵形。三出复叶。茎顶部的叶无柄。复伞形花序呈圆锥状，花序梗不等长，总苞片 1，呈线形或钻形。花瓣白色。花期 4—5 月，果期 6—10 月。

【产地与生境】分布较广，产于我国华北、华中、华东、华南至西南东部。朝鲜、日本也有分布。生于海拔 200 ～ 2400 米的山地、山沟及林下较阴湿的地区。

【功效】茎叶祛风止咳，利湿解毒，化瘀止痛。根发表散寒，止咳化痰，活血止痛。果实消积顺气。

【食用部位】嫩茎叶。

【食用方法】嫩茎叶洗净后，可以凉拌、做汤、炒肉、盐渍等，也可作香料和调味料。

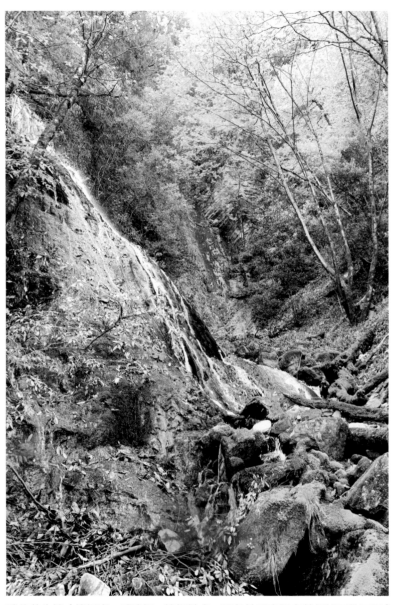

鸭儿芹生境（拍摄者：叶陈娟，拍摄地点：阴条岭国家级自然保护区林口子）

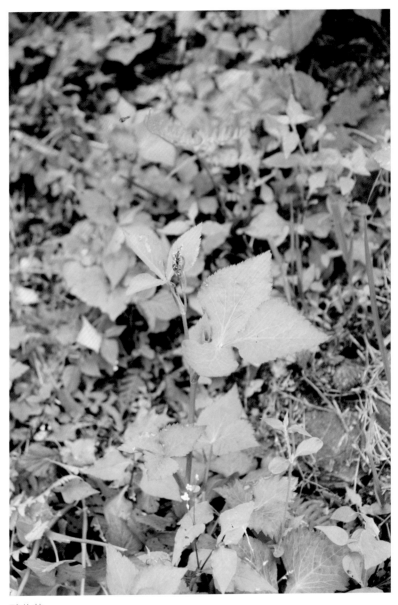

鸭儿芹

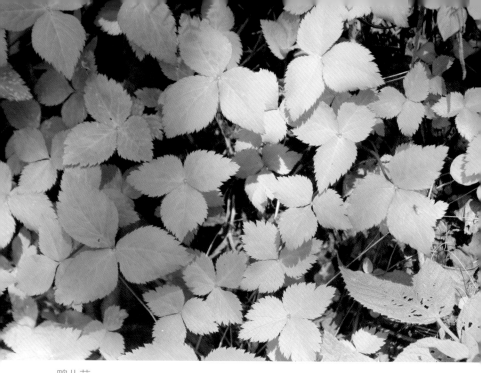

鸭儿芹

在阴条岭国家级自然保护区附近，村民常吃的野菜"鸭脚板"翠绿，口感柔嫩，有特殊的芳香味，入口腥香如芹菜。这种野菜，学名鸭儿芹，是伞形科鸭儿芹属的一种多年生草本植物。鸭儿芹形态独特，其叶片从中央分成3片，因而得名"三叶"；其形似鸭掌，又有"鸭脚板草"之名；因其多生于潮湿地，形态类似芹菜、白芷，故又有"水白芷""野芹菜"的别称。

鸭儿芹以采摘嫩茎叶作蔬食，春季采摘为佳。具有特殊的芳香味，无毒，其营养丰富，富含蛋白质、纤维素、维生素等，其中胡萝卜素和形成鲜味的天冬氨酸、谷氨酸含量均较高，必需矿物元素钙、铁等含量均高于一般蔬菜，是具有较大开发潜力的野菜资源。

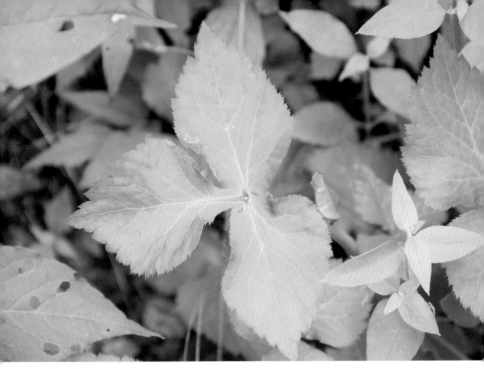

鸭儿芹

其嫩叶、茎和花可以凉拌、做汤、炒腊肉、炒肉丝、盐渍等，清脆可口；也可做调味香草或加入沙拉，味同芹菜；根可食；种子可做蛋糕、面包和饼干的调味料。鸭儿芹在日本是一种重要的叶用蔬菜，也是目前日本设施农业栽培面积最大的蔬菜种类。在我国，民间很早就有采食鸭儿芹的历史，鸭儿芹的价值也在逐步得到开发和利用。

鸭儿芹的茎叶、果实及根均可入药，药理作用比较广泛，具有祛风止咳、利湿解毒、化瘀止痛等功效。现代药理学研究表明，鸭儿芹含有挥发油和总黄酮类成分，具有抗炎、抗氧化、抗菌、降血脂、抑制黑素原生成、急性肝损伤保护、清咽的作用。鸭儿芹也是民间常用中草药，以全草入药用来治虚弱、尿闭及肿毒等，全草捣烂还可外敷治蛇虫咬伤。

鸭儿芹，寻味自然、回归自然。

**知识延展**

鸭儿芹叶形独特，返青早，青绿期长，繁殖简易，耐阴湿环境，是园林绿化中难得的耐阴地被植物，同时也是湿地、水景中的新型绿化材料。

在民间，鸭儿芹因其独特的香味和口感，被广泛采食。然而，在野外，有一种植物扬子毛茛（毛茛科毛茛属植物），其叶子形态与鸭儿芹相似，但含有毒性，不可食用。因此，在采摘鸭儿芹时，需要注意辨别。主要可用两个辨别特征进行区分：一是扬子毛茛的茎和叶上都有毛，而鸭儿芹的茎和叶光滑无毛，这是两者最直观的区别之一；二是扬子毛茛的花是黄色的，而鸭儿芹的花是白色的小伞形花。在采集鸭儿芹时，需要留意这些特征，以免误采有毒的扬子毛茛。只有正确地辨别，才能确保采集到的是正确的鸭儿芹，从而安全地享用这种美味的野菜。如果分不清，千万别乱采。

# 疏风镇咳

## — 土柴胡 —

【来源】菊科紫菀属三脉紫菀 *Aster ageratoides* Turcz.

【别名】三脉叶马兰、山白菊、白升麻、山马兰、消食花、白马兰、土柴胡

【识别特征】茎直立，高 30 ~ 90 厘米，茎上有棱及沟，且生有柔毛或粗毛。上部有时屈折。在枝叶的上部，叶片比较小，纸质的叶子有浅齿或全缘，上叶面还生有短糙的毛，下叶面则长着浅色的短柔毛，网脉常明显。中部叶则急狭成楔形，叶片的顶端渐尖，边缘有 3 ~ 7 对浅或深锯齿。至于其下部叶，叶片为宽卵圆形，会在花期枯落。它的头状花序排列成伞房或圆锥伞房状。花瓣呈舌片线状长圆形，最常见的就是紫色，浅红色或白色。花果期的 7—12 月。

【产地与生境】产区为大部分地区。生林下、林缘、灌丛及山谷湿地。海拔 100 ~ 3350 米。

【功效】苦辛，凉。疏风清热，祛痰镇咳，解毒。治风热感冒，扁桃体炎，支气管炎，疔疮肿毒，蛇咬，蜂螫。

【食用部位】幼苗、嫩尖。

【食用方法】可以生食凉拌，炒食，做汤等。

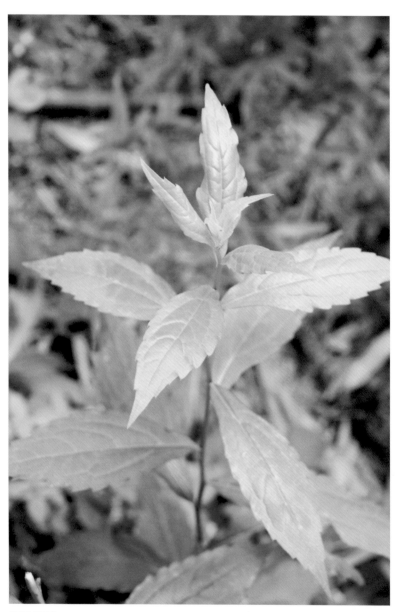

三脉紫菀

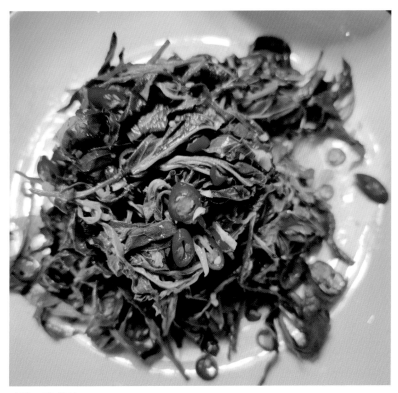

凉拌三脉紫菀

三脉紫菀在重庆巫溪当地习称为"土柴胡"，也是具有当地特色的野菜之一。三脉紫菀的嫩头可食用，脆嫩、清香、营养丰富。春夏季采摘嫩茎叶，经开水焯、凉水漂后，可炒食、凉拌、做汤。三脉紫菀含有蛋白质、脂肪和多种氨基酸和多种营养元素。现在，许多野生菜在餐厅中成为特色菜，三脉紫菀就是其中有代表性的一种。它不仅是一种野菜，其内更含有养生的大道理。

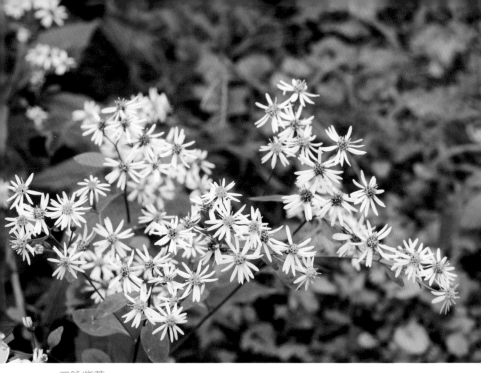

三脉紫菀

三脉紫菀全草或根入药称为"山白菊"，《本草纲目拾遗》中称其为"山马兰"，又名"消食花""红管药"。中医认为，三脉紫菀苦辛、凉。疏风清热，祛痰镇咳，解毒。治风热感冒、扁桃体炎、支气管炎、疗疮肿毒、蛇咬、蜂螫。三脉紫菀又称"换肺草"，在民间是治疗咳喘病的有效单方。

许多少数民族都会使用三脉紫菀治病，如蒙古族人民用三脉紫菀治疗风热感冒、头痛、虫蛇咬伤、烫火伤等；瑶族人民将三脉紫菀称作"表姐菜"，全草能够治急性肠炎。现代研究发现，三脉紫菀具有镇咳作用，其有效成分是黄酮苷；有一定祛痰作用，其有效成分为皂苷；此外，还具抗菌与抗病毒的作用。

相传，紫菀原来指代一位外表美丽的女子，女子有一位心爱的男子。天有不测风云，心爱之人竟英年早逝，女子因相爱太深，不能忘却，常去男子坟边哭泣，最终因思念成疾而郁郁离世。来年时，男子的坟头上开出了许多美丽的淡紫色花朵，这些花朵好像在陪伴自己的心爱之人，后人把这种花朵命名为"三脉紫菀"。三脉紫菀的花语是真挚和美好的回忆。

**知识延展**

三脉紫菀是一个广布而多型的种，重庆巫溪、城口有三脉叶紫菀的小花变种。

# 思乐薄采

## — 水芹 —

【来源】伞形科水芹属水芹 Oenanthe javanica（Bl.）DC.

【别名】野芹菜、水芹菜、楚葵、水英

【识别特征】多年生草本，高达 80 厘米。茎直立或基部匍匐，下部节生根。基生叶柄长达 10 厘米，基部有叶鞘；叶三角形，一至二回羽裂；小裂片卵形或菱状披针形，有不整齐锯齿。复伞形花序顶生，无总苞片，小总苞片 2 ~ 8，线形；伞形花序有 10 ~ 25 花。果近四角状椭圆形或筒状长圆形，木栓质。花期 6—7 月，果期 8—9 月。

【产地与生境】产于我国各地。多生于浅水低洼地方或池沼、水沟旁。农舍附近常见栽培。

【功效】全草清热解毒，利尿，止血。用于烦渴、浮肿、小便不利、尿血、便血、吐血、高血压。

【食用部位】茎叶。

【食用方法】茎叶洗净后，可与肉炒食或用于菜肴的配料，如水芹炒肉丝、水芹炒香干等，也可腌制食用。

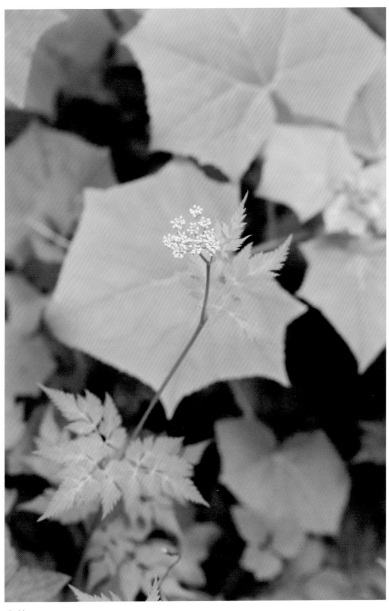

水芹

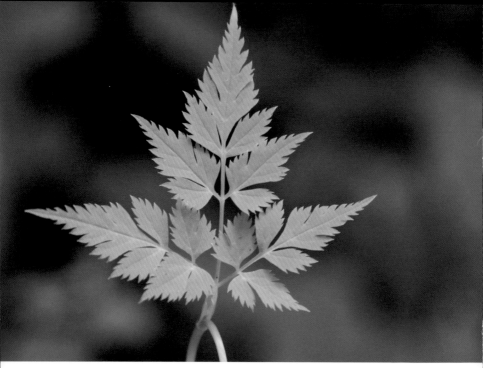

水芹

水芹，一种颇具中国传统特色的水生蔬菜，属于伞形科水芹属，喜阳光，叶色青翠欲滴，茎秆中空洁净如玉，犹如淤泥中的一股清流。《诗经·鲁颂·泮水》有"思乐泮水，薄采其芹"的诗句。鲁国士子若中了秀才，在孔庙祭拜时，需在泮池中摘采水芹，并插在帽缘上，以象征其文采。这就是人们称读书人为"采芹人"的由来，意喻读书人性情高雅，像水芹一般通透。

水芹在全国各地均有分布，但北方人少有吃水芹的传统，南方人更偏好水芹的风味，故水芹在江南传统水生食用植物"水八仙"中占得一席之地。野生的水芹常常成片地长在浅水或水岸上。

在阴条岭国家级自然保护区的溪沟或阴湿地，随处可见水芹的

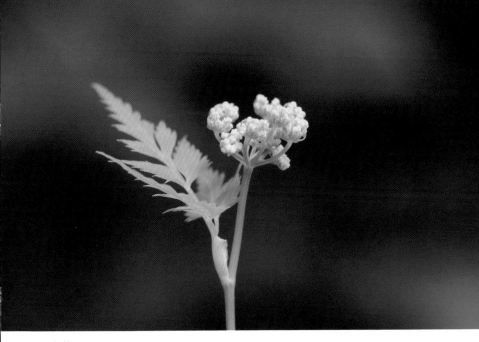

水芹

生长，当地人称之为"野芹菜"。人们也喜欢采集和食用野生水芹，水芹香气浓郁，这是伞形科蔬菜共有的特点。实际上，其香味更类似于胡萝卜，而非芹菜。与同为伞形科的香菜和芹菜一样，有些人对其味道情有独钟。

水芹一般初春上市，在扬州一带有别名为"路路通"，有着事事顺心如意的寓意，是餐桌上的一道吉祥菜。水芹的烹饪方法简单，只需将其切成一寸左右的长段，在沸水中焯烫一下。不需要过多的调料，只需加入少许盐和油，就可以凉拌、炝、腌或用作泡菜。水芹的口感脆嫩爽口，适合搭配酒饭。此外，水芹不仅可以单独成菜，也能与肉类、海鲜及豆制品等食材搭配，提升菜肴的整体风味。通过爆炒等

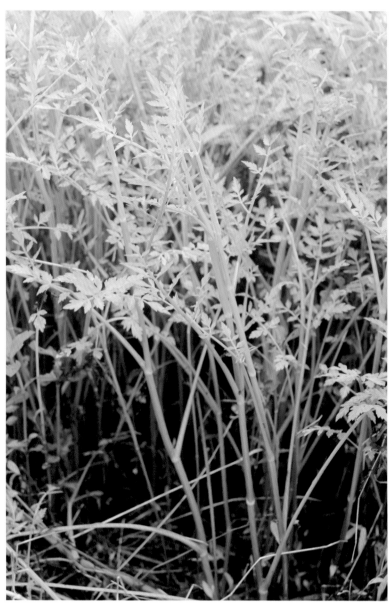

水芹

烹饪技巧，水芹的鲜美及清香更是得以充分释放，让人回味无穷。

　　人们在食用水芹时喜欢摘掉叶子，只用茎。但根据现代营养学测试，水芹的叶中，钙、镁、钠、铁、锌等矿物质以及维生素、胡萝卜素、氨基酸等含量都比茎高，叶的氨基酸的含量甚至是茎的几倍之多，因此水芹茎叶同食，营养价值更好。

　　水芹是我国土生土长的植物，食用历史悠久，《吕氏春秋·本味》中有"菜之美者，云梦之芹"，这里的"芹"就是水芹。古时人们甚至还将水芹作为进献之礼，以表示尊敬和亲近之意，故有"献芹""、芹敬"、（薄礼）、"芹意"（小小情意）等暖心之词。

**知识延展**

　　水芹具有清肝解毒、利水功效，主治黄疸（即肝炎）、脉溢（即心血管病）、祛风（抗过敏）、消渴（抗糖尿病）等症。其营养价值丰富，主要为蛋白质、氨基酸、维生素和矿物质等，还富含黄酮、酚酸、挥发油等活性成分。现代研究表明，水芹提取物以及其中部分化合物具有降低血糖、增强免疫力、抗疲劳、肝损伤保护、抗炎等功效。

　　需要注意的是，除非对水芹菜非常熟悉，否则千万不要随便采摘野生"水芹"，像有毒的毛茛属植物，如石龙芮、扬子毛茛等，还有伞形科毒芹（*Cicuta virosa*）等种类。它们和水芹的生境相似，在没有开花的时候与水芹较难区分。

# 山野飘香

## — 椿芽 —

科普小档案

【来源】楝科香椿属香椿 *Toona sinensis*（A. Juss.）Roem.

【别名】椿芽树、春甜树、春阳树、椿、毛椿

【识别特征】落叶乔木，雌雄异株，叶呈偶数羽状复叶，圆锥花序，两性花白色，果实是长椭圆形蒴果，种子上端有膜质的长翅。花期6—7月，果期10—11月。

【产地与生境】产于我国华北、华东、中部、南部和西南部各省区。生于山地杂木林或疏林中，各地广泛栽培。

【功效】果实祛风，散寒，止痛。根皮及树皮清热燥湿，涩肠，止血，止带，杀虫。叶祛暑化湿，解毒，杀虫。

【食用部位】嫩芽及嫩茎叶。

【食用方法】嫩芽、嫩茎叶洗净后焯水，切细煎蛋、炒肉或凉拌，也可开水焯烫后沥干水分腌制2周后食用。

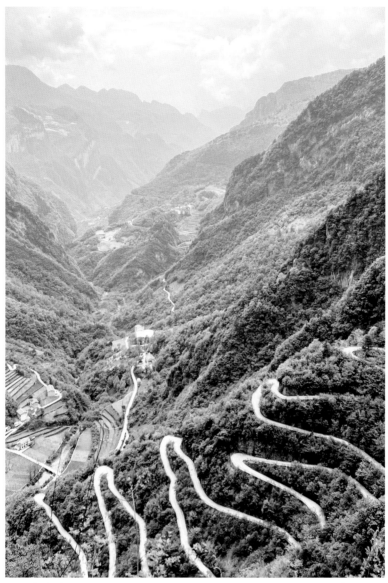

香椿生境（拍摄者：潘瑞，拍摄地点：重庆市巫溪县双阳乡双阳乡二十四道拐）

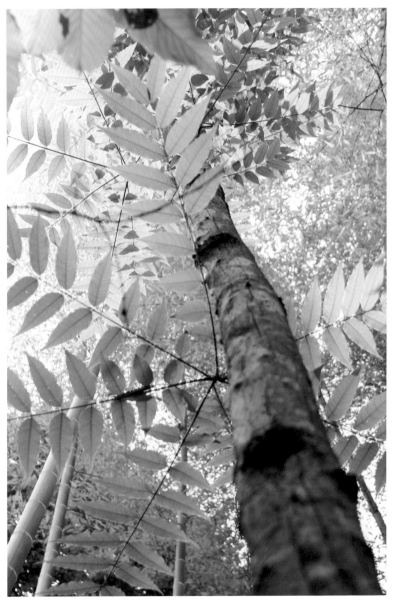

香椿

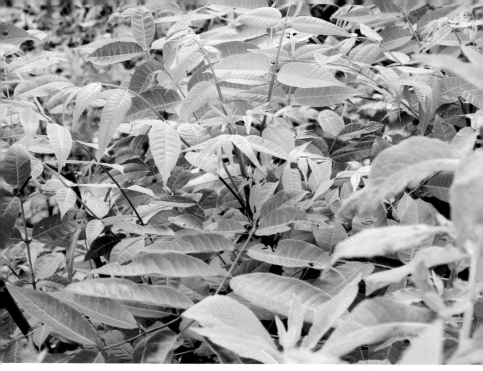

香椿

　　迟日江山丽，春风花草香。早春三月，阴条岭国家级自然保护区迎来了万物复苏的春天，也迎来了尝鲜季。说到春天，味蕾上的那一口真"香"非香椿莫属。一树树红色嫩芽绽放，提醒人们又到了吃"椿芽"的季节了。

　　香椿是一种乔木香椿树的嫩芽，被称为"树上蔬菜"，既具有丰富的营养价值，又承载了深厚的文化内涵，始终在人们的饮食生活中占据一席之地。

　　战国时期，庄周在《庄子·逍遥游·北冥有鱼》写道："上古有大椿者，以八千岁为春，以八千岁为秋。此大年也。"古称"大椿"，是长寿之意，现代祝贺老人也说"椿寿"。北宋苏轼在《春菜》

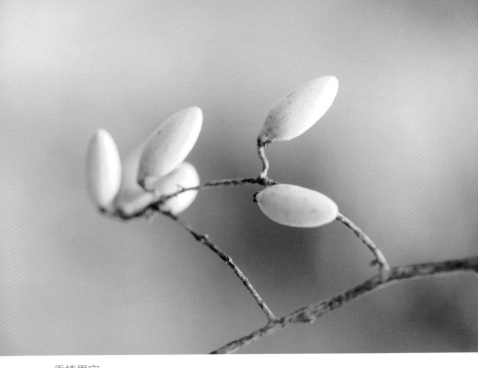

香椿果实

里这样描述："岂如吾蜀富冬蔬，霜叶露牙寒更苗。"香椿经历了秋天的寒露，冬天的霜冻，在万物复苏的春天冒了出来，叶厚芽嫩，颜色宛若玛瑙，香气浓郁。

在古代，香椿还是上贡、宴宾的名贵佳品，"食之竟月香齿颊"足见古人对香椿的喜爱。有许多香椿的吃法，明代朱橚《救荒本草》中记载香椿"采嫩芽炸熟，水浸淘净，油盐调食"；明代徐光启也将香椿作为救急菜、救荒菜，载入《农政全书》，称"其叶自发芽及嫩时，皆香甜，生熟盐腌皆可茹"。

吃椿必须抢时间，头茬椿芽尚未木质化，每年春季谷雨前是采摘香椿的好时节，叶厚芽嫩，香味浓郁，最为香嫩。"雨前椿芽嫩

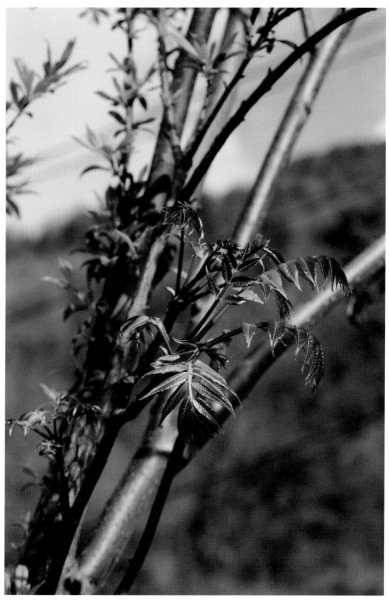

香椿嫩芽

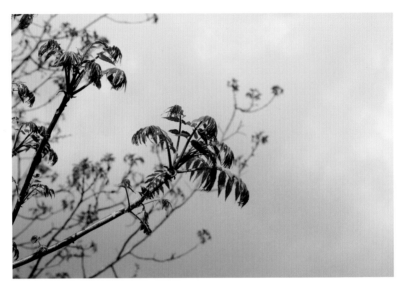

香椿嫩芽

如丝，雨后椿芽生木质"是经典的采椿民谚。香椿的做法很多，常见的有香椿炒蛋、香椿鱼汤、香椿拌豆腐等。在不同的地区，人们还会将香椿腌制、炸食或制作成香椿酱。

香椿中含有丰富的维生素C、维生素E、钙、铁、锌等多种营养成分，对人体健康具有诸多益处，如增强免疫力、抗氧化和补钙等。其嫩芽、根皮、果实可入药，有止血固精、清热收敛、去燥湿、消炎解毒的功效。现代研究发现，香椿叶中含有多酚类、黄酮类和生物碱等多种活性物质，使其具有抗氧化、抗肿瘤、降血糖、调节血脂等作用。然而，过量食用香椿可能导致消化不良、中毒等副作用，因此应适量食用。此外，对香椿过敏者也要抵制住美食的诱惑。

　　市场上有个别不良商贩会将臭椿、红椿或复羽叶栾树的嫩芽掺杂其中，人们需根据香椿独特的芳香味道来辨别。

　　香椿中硝酸盐和亚硝酸盐的含量略高于一般蔬菜，在室温下存放的环境中，硝酸盐也会转化成对身体有害的亚硝酸盐。但其芽越嫩，硝酸盐含量越少，同时研究表明，焯烫 1 分钟可除去 2/3 以上的亚硝酸盐和硝酸盐。所以在吃香椿芽时应注意，采摘后尽快新鲜食用，只吃嫩芽，吃前焯水处理，适量食用。气虚汗多者慎食。

# 抗病毒良蔬

## —折耳根—

【来源】三白草科蕺菜属蕺菜 *Houttuynia cordata* Thunb.

【别名】折耳根、鱼腥草、猪鼻孔

【识别特征】腥臭草本。茎下部伏地，节上轮生小根，叶片心形，托叶下部与叶柄合生成鞘状。穗状花序，基部多具4片白色花瓣状苞片。蒴果。花期4—7月。

【产地与生境】产于我国中部、东南至西南部各省区，东起台湾，西南至云南、西藏，北达陕西、甘肃。生于沟边、溪边或林下湿地上。

【功效】清热解毒，消痈排脓，利尿通淋。用于肺痈吐脓、痰热喘咳、热痢、热淋、痈肿疮毒。

【食用部位】嫩茎叶和根状茎。

【食用方法】嫩茎叶洗净后主要凉拌或泡茶。根状茎采挖去根，洗净后可以凉拌、炒菜、煲汤等。

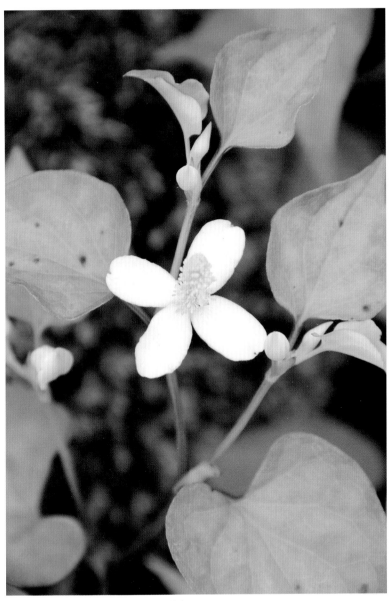

蕺菜（别名折耳根，药材名鱼腥草）

有这样一种植物，它承载着无与伦比的"爱恨情仇"，有人厌，有人喜，它就是西南地区人们餐桌上必不可少的折耳根。折耳根味道清新，爽脆可口，但同时也带着一种特殊的鱼腥味，这种鱼腥味并非所有人都能接受，对于喜欢它的人来说，是食物之光、是调料之魂，而对于不喜欢的人来说，则觉得难以下咽。

折耳根，植物名为蕺菜，是多年生草本植物，分布广泛，适应力强，叶片呈三角形，正面绿色，背面紫红色，开白色的小花。唐代《新修本草》有云："叶似荞麦，肥地亦能蔓生，茎紫赤色，多生湿地、山谷阴处。山南江左人好生食之。"众多文献记载中，首先利用折耳根者，多指向春秋时期的越王勾践。南宋王十朋的《蕺山》有诗："十九年间胆厌尝，盘羞野菜当含香。春风又长新芽甲，好撷青青荐越王"，即是指蕺菜与勾践的典故。

折耳根全株均可食用，平时所吃的"根"其实是植株的地下茎，其鱼腥味更浓。重庆地区偏好吃地上部嫩叶，四川、贵州则偏向于吃根。每年早春是采摘嫩叶的好时节，秋冬挖根食之则香味厚重。

"凉拌折耳根"是较为普遍的吃法，新鲜的食材只需简单加工。洗净，放上少许食盐、姜蒜、酱油、糖醋，当然还有特制的红油辣子调匀。宴席之上一道凉拌折耳根，爽口解腻，非常受欢迎。

折耳根炒腊肉，腊肉的腌熏味加上折耳根的腥臭味，吃起来特别香。把折耳根扎成一个个小把炖老鸭汤，有滋阴润燥、清热除烦的作用。折耳根不仅可以做主料、配料，还能当调料，锅巴洋芋、

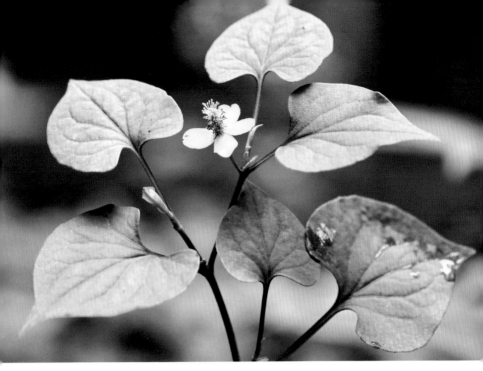

蕺菜

火锅味碟、蘸水，也常添加生折耳根小段。

折耳根作为常用的中草药，其药材名为鱼腥草，《中国药典》记载鱼腥草具有清热解毒、散瘀消肿、利尿通淋的功效。临床上多应用于呼吸道感染、鼻炎、胃炎等疾病的治疗。折耳根外用还能治背疮热肿、小儿脱肛、疟疾等传统疾病，同其他药材配用还能缓解蛇虫咬伤等。

折耳根不择生存环境，但只要有土壤、水分，它就能潜在泥土里，根茎不断汲取营养，执着坚定、顽强向上生长。

折耳根承载的是家乡的味道，是磨灭不了的记忆和家乡情怀。

　　鱼腥草在药食同源目录之列。随着科学技术的进步，对鱼腥草的研究也在不断深入。近年来，研究发现鱼腥草具有显著的抗肿瘤作用，可以有效抑制肿瘤细胞的生长和扩散。此外，鱼腥草还可以预防心血管疾病、减轻炎症反应等。这些研究成果既为鱼腥草的开发利用提供了理论支持，也为人们的健康饮食提供了更多选择。

　　鱼腥草性微寒，虚寒证、阴性外疡者慎食。

# 清香翠嫩

## — 马兰头 —

【**来源**】菊科马兰属马兰 *Aster indicus* L.

【**别名**】马兰头、鱼鳅串、路边菊、田边菊、蓑衣莲、鸡儿肠

【**识别特征**】多年生草本植物。根状茎有匍枝，有时具直根。茎直立，初春仅有基生叶，茎不明显，初夏地上茎增高，基部叶在花期枯萎；茎部叶倒披针形或倒卵状矩圆形，基部渐狭成具翅的长柄，边缘从中部以上具有小尖头的钝或尖齿或有羽状裂片，上部叶小，全缘。头状花序，舌状花 1 层，舌片浅紫色。瘦果。花期 5—9 月，果期 8—10 月。

【**产地与生境**】分布于全国各省区。常生于路边、田野、上坡上。

【**功效**】全草凉血止血，清热利湿，解毒消肿。根茎清热解毒，止血，利尿，消肿。

【**食用部位**】嫩茎叶。

【**食用方法**】嫩茎叶洗净后，用开水焯烫 1 ~ 2 分钟后清水漂洗，去除苦涩，可凉拌、煮汤、炒食或做馅。

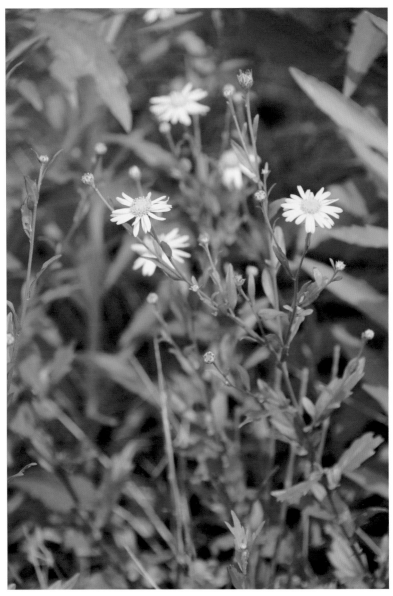

马兰

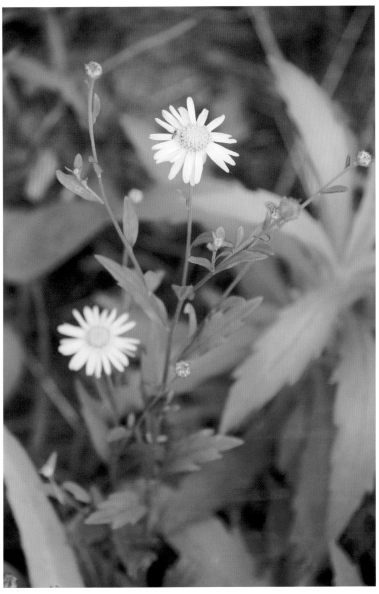

马兰

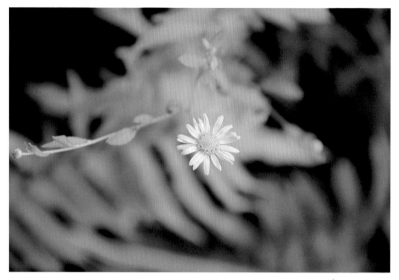

马兰

　　"马兰开花二十一、二五六、二五七……"，每当提及马兰，这首熟悉的童谣便会在耳边轻轻回荡，让人们回味起那些无忧无虑的童年时光，稚嫩而清脆地哼着歌谣，跳着皮筋。

　　一场春雨过后，在田埂、河边、草坪上，马兰"噌噌"地冒出地面，一丛丛、一簇簇，探出三四片嫩叶，那些幼嫩的叶片，仿佛是大自然的诗篇，在春风的吹拂下，摇曳生姿。

　　马兰，在重庆地区被称为鱼鳅串，也是舌尖上的美味，以嫩芽供馔，开春时比较鲜嫩，并有一股近似菊叶却又淡淡的清香，可以和清明前的荠菜媲美，别有风味。

　　到了夏天，马兰开始开花了，基部的叶子会枯萎，地上茎增高，

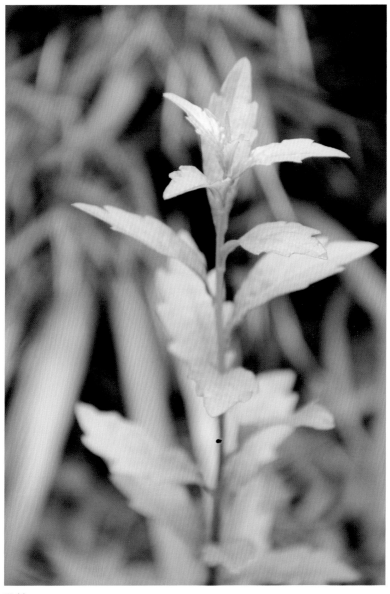

马兰

茎部叶片长出，曾经似丛丛小草的马兰也会长到一二尺高。马兰的花朵形似菊花，乍看是一朵花，但仔细观察会发现是由许多小花组成的。外部呈现淡紫色且形状如花瓣的小花是舌状花，而中心像小管一样的黄色管状花则形如花蕊，这种聚合在一起的花被称为"头状花"，这样奇特的结构也是菊科植物的特征之一。

马兰头作为野菜入食由来已久，有史料表明秦朝以前就为人采食。明代李时珍《本草纲目》中有："马兰……南人多采汋晒干为蔬及馒馅。入夏高二三尺，开紫花，花罢有细子。"清代医学家赵学楷《百草镜》有载："马兰气香可作蔬。"

马兰的鲜是微微带着青涩的，给予人们的味觉是春天带来的恬淡。马兰入馔食法众多，可凉拌、煮汤、炒食或做馅料，香味浓郁，风味独特。吃前一般需用水洗净，开水焯烫，攥去水分，除去苦涩。最常吃的是马兰头拌香干，将烫好的马兰同香干一起切细，加些花生碎和麻油，或麻、辣酱便是好菜。马兰头配以嫩豆腐可以煮羹。新鲜的马兰可以解除油腻，做红烧肉或红烧丸子时，将熟马兰垫底，有荤有素，色香味佳。马兰除鲜食外，还可晒成干菜备用，味道更佳。

陆游曾作诗："离离幽草自成丛，过眼儿童采撷空，不知马兰入晨俎，何似燕麦摇春风？"作家周作人在《故乡的野菜》中提及浙东人春天常吃的野菜："荠菜马兰头，姊姊嫁在后门头。"是呀，荠菜和马兰头，就像"姊姊嫁在后门头"，同我们无比亲近。

中医认为，马兰味辛、苦，性凉或寒，全草或根入药，有清热解毒、凉血止血、利湿消肿、抗菌消炎等功效。内服外敷，其用甚广。民间还会采新鲜马兰，捣敷，用来止鼻血、治蛇虫咬伤等。

孕妇慎食。

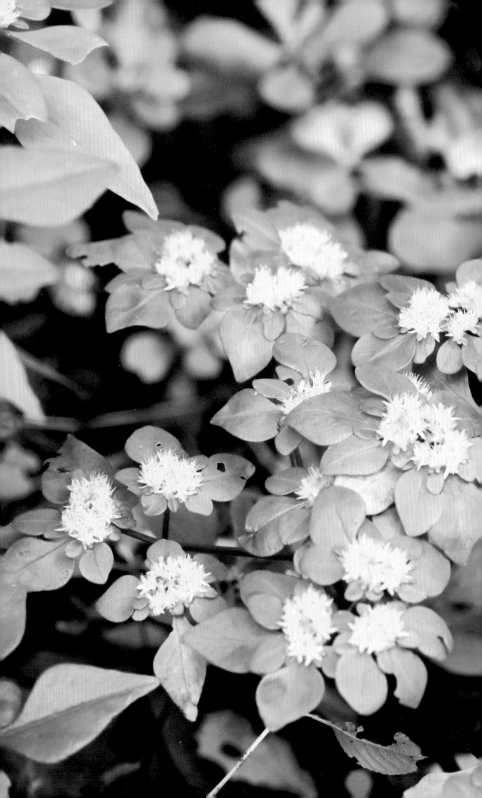

调和百味可解油腻，酸味药具有收涩、固涩的功效。

酸味篇

# 五行嘉蔬

## — 马齿苋 —

【来源】马齿苋科马齿苋属马齿苋 *Portulaca oleracea* L.

【别名】胖娃娃菜、长命菜、五行草、马苋、长寿菜、酱瓣豆草

【识别特征】一年生草本，通常匍匐，肉质，无毛。叶互生，叶片扁平，肥厚，似马齿状，上面暗绿色，下面淡绿色或带暗红色。叶柄粗短。花无梗，午时盛开。花瓣 5，稀 4，黄色。蒴果卵球形。种子细小，偏斜球形，黑褐色，有光泽。花期 5—8 月，果期 6—9 月。

【产地与生境】我国南北各地均产。性喜肥沃土壤，耐旱也耐涝，生命力强，生于菜园、农田、路旁，为田间常见杂草。

【功效】地上部分清热解毒，凉血止血，止痢。用于热毒血痢、痈肿疔疮、湿疹、丹毒、蛇虫咬伤、便血、痔血、崩漏下血。

【食用部位】嫩茎叶。

【食用方法】味酸，嫩茎叶洗净，用开水焯烫后沥水凉拌，或直接炒食、做汤，或做馅。

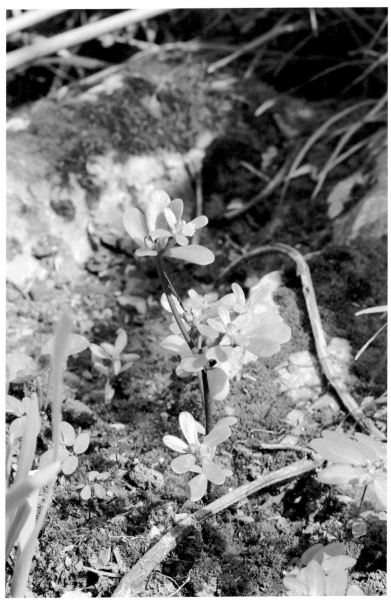

马齿苋

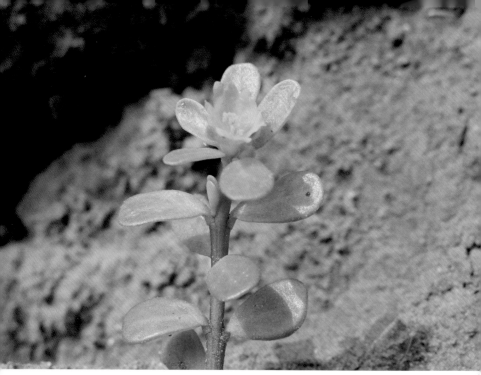

马齿苋

　　"苦苣刺如针，马齿叶亦繁。青青嘉蔬色，埋没在中园。"是诗圣杜甫《园官送菜》中吟咏马齿苋的诗句。苦苣菜（一种野菜）的刺如针，马齿苋的叶繁茂。一片青青上等蔬菜，可惜埋没在园子里没有人采摘。在阴条岭国家级自然保护区内布满青苔的石上，常见一片片绿绿的马齿苋茁壮成长，黄色的小花在绿色的背景里格外显眼，点缀着那山里景色。

　　据明代李时珍考证，马齿苋是因"其叶比并如马齿，而性滑利似苋"而得名。至于它的别名，多达30余种。马齿苋又名"五行草"或"五方草"，主要以其植物特性"叶青、梗赤、花黄、根白、籽黑"，像片着木火土金水五行之色；又因其肥厚而质软，给人一种圆润可

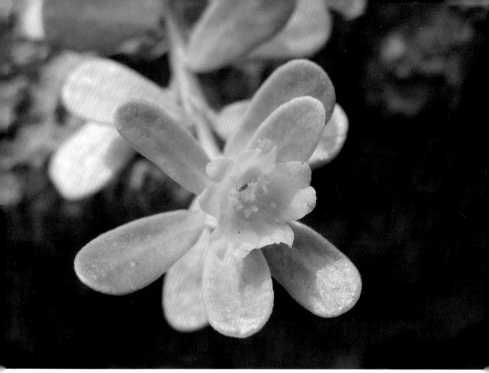

马齿苋

爱的感觉，大众又唤它为"胖娃娃"。马齿苋生命力顽强，遍地生长，路人踩踏后，仍然枝繁叶茂，代代延续，假如将它拔下来，挂在屋檐下，任凭风吹日晒，十天半月，它照样开花结籽，再加上其保健作用，又有"长寿草""长命菜"之名。

马齿苋为药食两用植物，其茎叶富含脂肪、蛋白质、碳水化合物、胡萝卜素、多种维生素及矿物质等营养元素。作为佳蔬，早在《本草拾遗》中就有"人人食之"，明代《救荒本草》曾有以马齿苋代粮度荒年的记载。它是古今人们喜食的一种野生蔬菜。

现代人追求"美食"，对于马齿苋的吃法可谓五花八门，煮汤、凉拌、炒食或做馅，也可晒干或制成罐头。不过新鲜马齿苋较常见

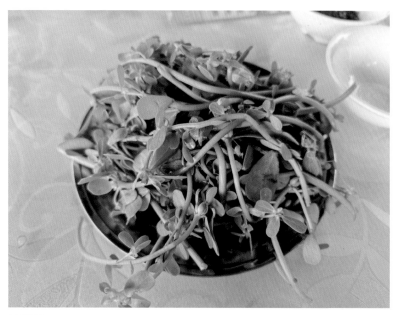

马齿苋

最便捷的做法还是凉拌，将新鲜的马齿苋用水洗干净放进滚沸的开水里一焯随即捞起，拌上蒜泥、酱油，再加上一点辣椒、香油即可。还可将肥厚叶大的马齿苋晒干，用五花肉和馅包包子，尝起来有一点点酸，开胃下饭。国外对马齿苋也颇为青睐，如法国人就喜欢将马齿苋调和在沙拉中食用。

　　我国古代《名医别录》《本草图经》《本草纲目》等多部医学典籍，对于马齿苋的药用价值都有记载。《中国药典》收载中药马齿苋具有清热解毒、凉血止血、止痢等功效。在民间常作为治疗百日咳、肺结核、痢疾、妇女白带、内痔下血、腮腺炎、蜂刺伤等土方良药。

除食用、药用外，马齿苋被逐渐开发应用于化妆品中。目前市面上已有与马齿苋相关的面霜、面膜、洗面奶、精华和喷雾等。

脾虚便溏者及孕妇慎服。据《本草经疏》记载："凡脾胃虚寒，肠滑作泄者勿用；煎饵方中不得与鳖甲同入。"

# 稀见野菜

## —大马齿苋—

### 科普小档案

【来源】景天科景天属大苞景天 *Sedum oligospermum* Maire

【别名】大马齿苋、苞叶景天、一朵云、山胡豆、鸡爪七、活血草

【识别特征】一年生草本植物。茎高 15 ~ 50 厘米。叶互生，上部为 3 叶轮生，下部叶常脱落，叶菱状椭圆形，长 3 ~ 6 厘米，宽 1 ~ 2 厘米。聚伞花序常三歧分枝，每枝有 1 ~ 4 花，无梗；萼片 5，宽三角形，长 0.5 ~ 0.7 毫米，有钝头；雄蕊 10 或 5，较花瓣稍短；鳞片 5，近长方形至长圆状匙形。花期 6—9 月，果期 8—11 月。

【产地与生境】产于云南、贵州、四川、湖北、湖南、甘肃、陕西、河南。生于海拔 1100 ~ 2800 米的山坡林下阴湿处。

【功效】清热解毒，活血化瘀。

【食用部位】嫩茎叶。

【食用方法】嫩茎叶经清水洗后可直接炒食或做汤，或焯水凉拌。

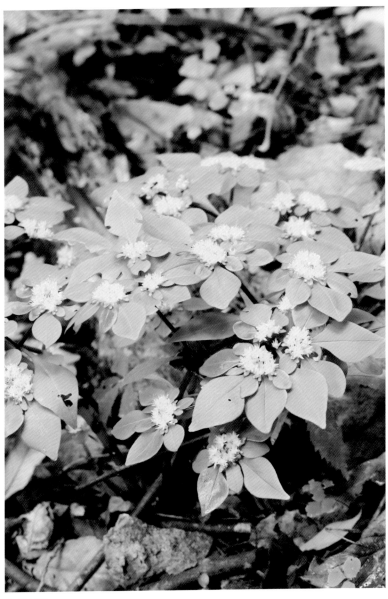

大苞景天

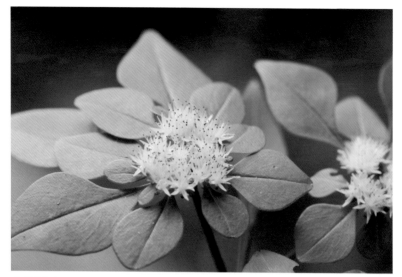

大苞景天

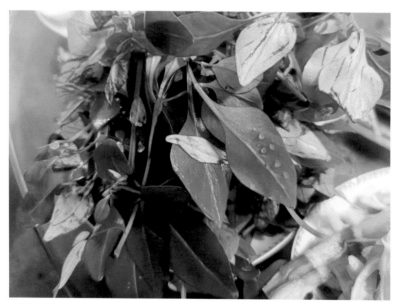

大苞景天

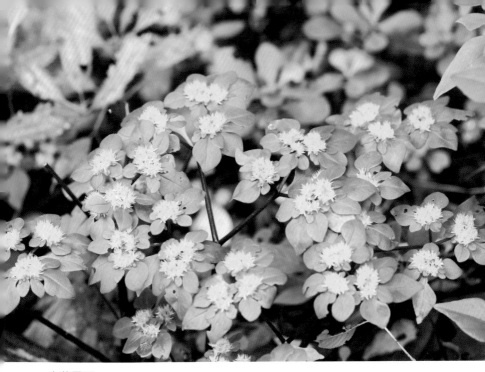

大苞景天

  这种稀见的野菜被当地人称为"大马齿苋"，植物名为大苞景天。绿绿的，肉肉的，味道清香，脆嫩爽口，清爽的味道，丝毫不会有苦涩的口感，是一种大自然的味道！

  大苞景天叶大而形美，最佳食用季节为6—9月。

  与其他野菜不同的是，大苞景天可以不用焯水便可去除苦味，只需直接将其用清水洗净后炒或煮熟就可以食用；或者加入一些米面煮成菜粥，将其与剁碎的肉或者煎熟的鸡蛋混和在一起食用；或者搅拌均匀包成饺子，风味也是别具一格。

  除食用价值外，大苞景天也有其独特的药用价值，其全草可入药，性味甘、淡，寒。清热解毒，活血化瘀。用于产后腹痛、胃痛、大便燥结、烫火伤。民间将其称为"活血草"，作为外用药外敷治跌打损伤、烫伤等，也可用于治疗感冒头痛。

夏秋季节出门采摘大苞景天，不仅可以活动腰腿，还能得到一种药食兼优的佳蔬良药。在当今社会，新鲜无污染的野菜是减脂解腻的良品。大苞景天曾经是一种应急食物，是父辈们一种过往的记忆，也是值得一试的乡野美味！

**知识延展**

形似马齿苋，其实是景天科的植物。而马齿苋为马齿苋科植物，因此在采集时需注意分辨。